Magdalena Heinzl

WAS KRIBBELT DA SO SCHÖN?

Magdalena Heinzl

WAS KRIBBELT DA SO SCHÖN?

Von Beginn an **aufklären**
für einen selbstbewussten Zugang zu
Sexualität, Körper und Gefühlen

BELTZ

MIX
Papier | Fördert gute Waldnutzung
FSC® C089473
www.fsc.org

Dieses Buch ist erhältlich als:
ISBN 978-3-407-86758-2 Print
ISBN 978-3-407-86759-9 E-Book (EPUB)
5. Auflage 2026

Werderstraße 10, 69469 Weinheim
service@beltz.de

Lektorat: Julia Matthias, Dorothea Bühler
Umschlaggestaltung, Layout und Bildnachweis: www.anjagrimmgestaltung.de

Herstellung: Sarah Veith
Satz: Publikations Atelier, Dreieich
Druck und Bindung: Beltz Grafische Betriebe, Bad Langensalza
Beltz Grafische Betriebe ist ein Unternehmen mit finanziellem Klimabeitrag (ID 15985-2104-1001)
Printed in Germany

Weitere Informationen zu unseren Autor:innen und Titeln finden Sie unter: www.beltz.de

Inhalt

DANKE.

Dieses Buch ist für dich und
alle Menschen, die mit mir zusammen
das Tabuthema Sexualität ein bisschen
besprechbarer machen möchten.
Ich wünsche dir Mut und Zivilcourage
und eine große Portion Lebensfreude.

Von Herzen
Magdalena

Vorwort

»Hallo, Magdalena! Ich weiß, dich erreichen hier bestimmt viele Nachrichten. Ich versuche aber trotzdem mein Glück, da ich nicht weiß, wen ich sonst fragen soll. Meine Tochter (6) fragt mich immer, wenn sie sieht, dass ich die Pille nehme, was das ist. Sie weiß noch nicht, was ›Sex‹ ist und wie die Babys in den Bauch kommen – nur wie sie wieder rauskommen. Hast du vielleicht eine Idee für mich, wie ich ihr das am besten erklären kann? Liebe Grüße, Z.«

»Hi, ich hab da mal eine Frage: Mein Partner und ich diskutieren seit Längerem. Ich gebe unseren Kindern (2 und 4 Jahre) immer einen Kuss auf den Mund. Er findet das befremdlich. Er sagt, dass bei ihm nur Liebespaare sich auf den Mund küssen und seine Eltern ihm maximal ein Bussi auf die Wange gegeben hätten. Ich kenne das aus meiner Familie aber ganz anders. Darf ich mein Kind auf den Mund küssen oder nicht?«

»Wie erkläre ich einem Eineinhalbjährigen, dass Mama wieder ein Baby bekommt? Irgendwie bin ich da überfragt. Eizelle und Samenzelle ist doch viel zu komplex, oder? Was kann er denn schon verstehen?«

»Ich habe meinen Sohn (5) mit zwei Freund*innen (ebenfalls 5) im Gartenhaus dabei erwischt, wie sie sich gegenseitig an den Genitalien berührt haben und sich auch abgeleckt haben. Ist das normal? Ich habe sie erst mal getrennt, weil ich überfordert war. Möchte ihm aber keinen negativen Zugang zu seiner Sexualität geben, da ich selbst lang genug zu kämpfen hatte damit, weil meine Eltern nie darüber gesprochen haben. Kannst du mir sagen, wie ich das in Zukunft besser lösen kann?«

»Meine Tochter (3) hat mitbekommen, wie ich meinen Tampon gewechselt habe, und stellt nun viele Fragen. Ich weiß nicht, was ich darauf sagen soll. Ich will sie nicht überfordern, sie aber auch nicht anlügen. Kannst du mir weiterhelfen?«

»Unser siebenjähriger Sohn fragt mich immer, ob ich (weiblich) und meine Freundin auch Sex haben und wie das denn geht. Irgendwie dachte ich, es wäre leichter darüber zu sprechen. Nun habe ich aber Angst, ihn zu überfordern. Es ist mir unangenehm. Dennoch hat er sich eine Antwort verdient. Wie kann ich ihm das erklären?«

Na, wie geht es dir beim Lesen dieser Anfragen? Kommst du ins Schwitzen? Bist du verwundert, überfordert oder vielleicht schockiert? Das sind nur einige Beispiele von Fragen, die mich als Sexualpädagogin und klinische Sexologin jeden Tag erreichen. Sowohl bei Informationsabenden für Eltern als auch über die sozialen Netzwerke. Und ich muss gestehen: Auch mich haben diese Fragen ganz am Anfang nervös gemacht und nicht immer hatte ich gleich eine gute Antwort parat.

Doch weil ich der festen Überzeugung bin, dass alle Menschen auf ihre Fragen gute Antworten verdient haben – vor allem beim Thema Sexualität –, habe ich mich auf die Suche gemacht. Und nun möchte ich mit dir das Wissen teilen, das ich über viele Jahre sammeln durfte. Ich möchte dich dabei unterstützen, gute Antworten zu finden, und dir dabei grundlegende Informationen über die kindliche sexuelle Entwicklung mitgeben.

Denn leider stelle ich immer wieder fest, dass Erwachsene über die kindliche Sexualität nur wenig bis gar nicht miteinander sprechen. Vielleicht aus Scham, weil sie noch immer ein Tabuthema ist. Vielleicht aus Angst, etwas Falsches zu sagen. Vielleicht aus Überforderung, nicht die richtigen Worte zu finden. So erhalte ich – still und heimlich – viele hundert Nachrichten von Eltern und Bezugspersonen, die meinen Rat suchen. Es entsteht der Eindruck, als ob es sonst niemanden gibt, mit dem man sich zu Fragen der kindlichen Sexualität vorurteilsfrei und offen austauschen kann. Und das, obwohl einem dieses Wissen den Erziehungsalltag enorm erleichtert.

Das merke ich an den vielen positiven Rückmeldungen, die ich infolge von Informationsabenden erhalte. Die Eltern und Bezugspersonen äußern sich sehr dankbar, sie sind froh, dass es ihnen nun leichter fällt, ihren Alltag zu meistern, und fragen: »Wo kann ich all die Informationen, die du uns mitgegeben hast, nachlesen?« Und weil ich auf diese Frage bisher keine gute Antwort geben konnte, entstand die Idee, dieses Buch zu schreiben.

Wir alle sind von Geburt an sexuelle Wesen und unsere Sexualität verändert und entwickelt sich ein Leben lang. Sie taucht nicht plötzlich mit der Pubertät auf und ist dann unverändert vorhanden, bis sie im Alter wieder verschwindet. Das ist ein Irrglaube, der weitverbreitet ist. Dem möchte ich in diesem Buch widersprechen und dich auf eine Reise durch die sexuelle Entwicklung mitnehmen.

Vielleicht hast du dieses Buch nicht nur gekauft, um zu erfahren, wie du dein Kind in seiner Entwicklung begleiten kannst, sondern auch vor sexueller und sexualisierter Gewalt schützen kannst. Leider glauben viele Erwachsene, dass es mit einem

Workshop zum Thema »Gewalt und Neinsagen« getan ist. Doch Präventionsarbeit ist weit mehr als das. Sie muss aktiv im Alltag gelebt werden. Es liegt in der Verantwortung der erwachsenen Bezugspersonen, sich mit dem unangenehmen Thema auseinanderzusetzen und so den Schutz der Kinder sicherzustellen.

Im Kinderschutzzentrum habe ich Kinder, Jugendliche, Eltern und Helfer*innen, die sexuelle und sexualisierte Gewalt erlebt haben, unterstützt. Ich war bei polizeilichen Einvernahmen und habe Kinder zu ihren Aussagen vor Gericht begleitet. Dabei sind mir zwei Dinge bewusst geworden. Erstens: Ich will nicht »nur« Pflaster kleben, nachdem bereits etwas passiert ist. Diese Arbeit ist unendlich wichtig und wertvoll. Aber ich will davor ansetzen. Denn zweitens: Die beste Präventionsarbeit findet im Alltag statt und nennt sich »Sexuelle Bildung von Anfang an«.

Es ist die Aufgabe von uns Erwachsenen, uns dem Thema »Körperwahrnehmung« anzunehmen. Wir müssen selbst lernen, unsere körpereigenen Grenzen zu spüren, um eine genussvolle Sexualität zu leben. Denn nur wenn wir unsere eigene Sexualität als angenehm und förderlich empfinden, können wir unseren Kindern ein gutes Vorbild sein. Dazu gehört auch die Reflexion der eigenen Sexualbiografie (siehe Kap. 1), zu der ich dich schon jetzt herzlich einladen möchte.

Kinder beobachten, wie wir mit unseren Gefühlen und Grenzen umgehen, und tun es uns gleich. Wenn wir ihnen Erfahrungsräume eröffnen, können sie selbst herausfinden, was sich für sie gut anfühlt und womit sie sich wohlfühlen – aber auch, welche Gefühle und Situationen ihnen unangenehm sind. Sie lernen, sich in ihrem eigenen Körper zu spüren und ihn als etwas Wertvolles zu schätzen. Egal ob dick, dünn, groß oder klein – jeder Körper ist einzigartig und bietet dem Menschen, der sich damit durchs Leben bewegt, einen wunderbaren Raum. Positive Rückmeldungen und Erfahrungen mit dem eigenen Körper stärken den Selbstwert und das Selbstbewusstsein.

Und hier beginnt Gewaltprävention: indem man seinen Körper spürt, die eigenen Gefühle wahrnimmt und daraus ableitet, wo die eigenen Grenzen liegen. Denn nur wer seinen eigenen Körper als etwas Wertvolles erachtet und gelernt hat, ihn zu spüren, der kann auch Grenzen wahrnehmen und setzen. Die Gewaltprävention für unsere Kinder beginnt also bei uns. Sie beginnt damit, dass wir unseren Kindern zeigen, dass es keine Tabuthemen gibt, keine unzulässigen Fragen, kein »Darüber spricht man nicht«. Sie beginnt damit, dass wir Erwachsene unsere Kinder dazu ermutigen, all das zu fragen, was sie wissen möchten.

Häufig fürchten Eltern, dass sie ihre Kinder mit früher Sexualaufklärung auf »blöde Gedanken« bringen, sie überfordern oder sie sogar »zugänglicher« für Menschen machen, die ihren Kindern sexuelle oder sexualisierte Gewalt zufügen wollen. Diese Ängste sind durchaus nachvollziehbar, aber unbegründet. Denn wir wissen aus zahlreichen Studien, dass aufgeklärte Kinder sich besser spüren, ihre körpereigenen Grenzen besser kennen und damit geschützter sind. Im Falle einer Grenzverletzung sind sie in der Lage, schneller Hilfe zu holen, und sie können mit Worten ausdrücken, was passiert ist. Aufgeklärte Kinder wissen, dass sie mit all ihren Fragen und Unsicherheiten zu ihren Bezugspersonen kommen können, und müssen daher keine unseriösen Quellen nutzen, um an Informationen zu gelangen.[1] Eine frühe Sexualaufklärung gemäß der jeweiligen kindlichen Entwicklungsphase führt also nicht zu Überforderung oder Verunsicherung. Sie hilft Kindern vielmehr dabei, einen selbstbewussten Zugang zu ihrer Sexualität, ihrem Körper und ihren Gefühlen zu entwickeln.

Zudem haben viele Erwachsene, was den Begriff »Sexuelle Bildung« angeht, nach wie vor Vorstellungen, die nicht zutreffen. Es geht hierbei keineswegs darum, Kindern zu erklären, wie man selbst Sex hat oder welche Stellungen es gibt und wie diese gehen. Das ist ein großes Missverständnis, das sich hartnäckig hält. Sexualität ist nicht nur Sex. Sexualität ist viel mehr. Sie hat mit der eigenen Identität zu tun, mit dem Körper, mit Gefühlen und auch mit zwischenmenschlichen Beziehungen. Und die kindliche Sexualität unterscheidet sich von der erwachsenen Sexualität. Mit all den genannten Aspekten werden wir uns in diesem Buch befassen.

Viele meiner basispädagogischen Tipps und Ideen setzt du vielleicht bereits im Alltag um, ohne dir darüber bewusst zu sein, dass es die sexuelle Entwicklung deines Kindes fördert. Ich bin der festen Überzeugung, dass Sexuelle Bildung zum Weltfrieden beitragen kann, denn ein gutes Körpergefühl trägt nicht nur zu einem positiven Selbstbild bei, sondern würde auch die Zahl potenzieller Sexualstraftäter*innen minimieren und so nachhaltig Kinder schützen. Außerdem würden weniger Menschen therapeutische Hilfe in Anspruch nehmen müssen, wenn sie von Geburt an in ihrer sexuellen Entwicklung gefördert werden würden. Dafür braucht es aufgeschlossene Erwachsene, die sichere Räume schaffen, in denen Kinder sich mit all ihren Sinnen erleben dürfen.

Also, liebe Mama, lieber Papa, liebe Bezugsperson, sprich offen mit deinem Kind über dieses wichtige Thema. Erzähl ihm davon, kläre es auf, versuche, locker zu sein und auch mal über dich selbst zu lachen. Zeig deinem Kind, dass es mit dir über alles sprechen darf. Ich verspreche dir, dass es dankbar sein wird, endlich gute Antworten zu bekommen, und nicht hören zu müssen, ein Storch hätte es gebracht oder es sei »dafür« noch zu klein. Abgesehen davon bieten diese Gespräche dir die Möglichkeit, deine Werte und Haltung weiterzugeben. Gerne begleite ich dich und dein Kind dabei. Ich wünsche dir von Herzen genussvolle, lustige und vor allem lehrreiche Momente beim Lesen!

Disclaimer

Wenn ich Begriffe wie »weiblich« oder »männlich« verwende, beziehe ich mich damit auf die medizinische Definition von Geschlecht. Diese ist bei Weitem nicht immer die brauchbarste Definition, aber die, die in unserer binär gedachten Welt am leichtesten verständlich ist. Wenn Kinder von Anfang an begleitet werden, dann ist es für sie gut nachvollziehbar, dass es verschiedene Geschlechtsidentitäten gibt. Da ich aber die Erfahrung gemacht habe, dass die wenigsten Kinder diesbezüglich mit Informationen versorgt werden, passe ich meine Sprache der Zielgruppe an. Das ist nur eine Möglichkeit – aber für mich die Möglichkeit, die sich in meiner täglichen Arbeit bewährt hat. Das heißt nicht, dass es nicht irgendwann eine bessere Lösung gibt. Denn Sprache entwickelt sich und ich selbst darf jeden Tag Neues dazulernen.

1. Kapitel

»DAS IST DOCH DAS ALLERNORMALSTE AUF DER WELT«

Warum wir mit Kindern (mehr) über Sexualität sprechen sollten

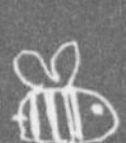

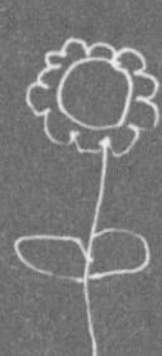

Vierte Klasse. Zwanzig Kinder. Es war ein grauer Donnerstagmorgen. »Heute ist der Workshop, von dem ich euch erzählt habe!«, verkündete die Lehrerin, als wir zusammen die Klasse betraten. Wir setzten uns in einen Stuhlkreis und ich führte – wie zu Beginn jedes Workshops – zusammen mit den Kindern eine Körperübung zum Aufwärmen durch. Im Anschluss daran machten wir eine Vorstellungsrunde, in der jedes Kind erzählen konnte, was es gerne macht oder besonders gut kann. Auf meine Frage »Wer von euch weiß, warum ich heute da bin?« schnellte die Hand eines der Kinder in die Höhe.

Es ist für mich immer spannend zu erfahren, welche Vorstellungen, Wünsche oder Vorannahmen die Kinder haben, mit denen ich in meinen Workshops arbeite, und was die Eltern und Lehrkräfte ihnen schon vorab erzählt haben. Oder auch nicht. Das Kind erkundigte sich bei mir, ob es zu meiner Frage eine Frage stellen dürfte, und ich antwortete: »Ja, klar. Immer!«

»Warum steht auf dem Zettel vom Elternabend drauf: ›Du darfst über Sexualität sprechen‹?«

Stille im Klassenraum. Zwanzig neugierige Augenpaare und ein entsetztes von der Lehrerin ruhten auf mir. Mit seiner Frage war das Kind mit der Tür ins Haus gefallen. Damit lag das Thema »Sexualität« offen vor uns und alle Anwesenden warteten gespannt auf meine Antwort. Und ja, diese unerwartete Frage brachte mich ins Schwitzen.

»Danke. Das ist eine spannende Frage«, antwortete ich also so ruhig und entspannt wie nur möglich. »Auf dem Zettel steht, dass wir über Sexualität sprechen dürfen, weil es vielen Menschen, vor allem Erwachsenen, sehr schwerfällt, über das Thema Sexualität zu reden. Vor allem, wenn Kinder dazu Fragen stellen. Manche von euch haben das vielleicht bemerkt, dass die Eltern dabei rot werden oder sagen: ›Boah, das weiß ich jetzt nicht so genau‹. Oder ihr habt festgestellt, dass ihnen schlicht die Worte fehlen.«

Das Kind sah mich skeptisch an: »Das verstehe ich überhaupt nicht. Das ist doch das Allernormalste auf der Welt. Ohne das gäbe es uns ja alle überhaupt nicht.«

Und genauso ist es.

Diese und viele weitere Situationen haben mir gezeigt, dass das Problem meistens nicht bei den Kindern liegt. Vielmehr ist es Erwachsenen oft peinlich, über Sexualität zu sprechen, sie haben Angst oder sind überfordert – oder es ist ihnen unangenehm, weil sie in ihrer Ursprungsfamilie nicht gelernt haben, offen über Sexualität zu sprechen, oder weil sie negative Glaubenssätze in sich tragen, die sie bremsen.

»Wenn ich mit meinem Kind über Sexualität spreche, überfordere ich es bestimmt. Dann kommt es erst recht auf ›blöde Gedanken‹ und will alles ausprobieren. So weckt man nur schlafende Hunde. Dafür ist mein Kind noch ›zu klein‹.« Kennst du solche oder ähnliche Gedanken auch? Das ist völlig normal. Und es ist auch völlig normal, dass es dir peinlich ist und du dich gehemmt fühlst, wenn dir deine eigenen oder andere Kinder zu diesem Thema Fragen stellen.

Die Angst, dass dem eigenen Kind sexuelle oder sexualisierte Gewalt widerfährt, ist gleichwohl sehr ernst zu nehmen. Sexuelle Bildung, die in den ersten Lebensjahren ansetzt, kann hier einen wesentlichen Beitrag leisten. Und die findet in der Regel zunächst in der Familie statt. Laut einer Studie ist die Familie der wichtigste Ort für die sexuelle Entwicklung des Kindes. Und gleichzeitig wird über Sexualität nach wie vor in Familien viel zu wenig gesprochen.[2] Das muss sich ändern. Warum?

Frühsexualisierung

Seit einigen Jahren taucht der Begriff »Frühsexualisierung« wieder vermehrt auf. Er wird insbesondere im rechten, konservativen und rechtspopulistischen Spektrum als Kampfbegriff genutzt, um Sexualpädagogik sowie Antidiskriminierungspolitik abzuwerten und anzugreifen. Parteien wie die AfD, die diesen Begriff verwenden, geht es um den Erhalt traditioneller Familienbilder und den damit einhergehenden patriarchalen Machtstrukturen. Der Begriff »Frühsexualisierung« suggeriert, dass Sexuelle Bildung »unschuldigen« Kindern die »schuldige« Erwachsenensexualität aufzwingt. Dabei wird außer Acht gelassen, dass es einen wesentlichen Unterschied zwischen der erwachsenen und der kindlichen Sexualität gibt. Und dieser Begriff spricht Kindern ab, sexuelle Wesen zu sein, die ein Bedürfnis nach Lusterfahrungen und zärtlichen Gefühlen, körperlicher Neugierde sowie Bindungs- und Beziehungswünsche haben. Diese Annahme widerspricht nicht nur jeglicher wissenschaftlichen Evidenz, sondern sie verhindert auch, dass Kinder in ihrer Selbstbestimmung angemessen gestärkt werden.[1]

1. Aufgeklärte Kinder können ihre Bedürfnisse besser wahrnehmen und ansprechen.

Kinder haben von Geburt an die Fähigkeit, Berührungen und Körperkontakt genussvoll wahrzunehmen. Dafür nutzen sie ihre Sinne und erleben auf diese Weise Gefühle von Geborgenheit und Behaglichkeit.[3] Wenn du mit deinem Kind kuschelst oder es auf dem Arm hältst, wenn es weint, stärkst du zusätzlich die Bindung und das Urvertrauen.

Laut der Bindungstheorie nach John Bowlby und Mary Ainsworth werden Kinder in den ersten drei Jahren ihres Lebens besonders stark in ihrer Fähigkeit geprägt, Beziehungen einzugehen. Je mehr sich ein Kind in seinen ersten Lebensjahren auf eine Bezugsperson verlassen kann, je gefestigter diese Beziehung ist, je sicherer sich dieser »Hafen« für das Kind anfühlt, desto positiver und optimistischer geht das Kind später in sein erweitertes soziales Umfeld hinaus.

Meist fällt es sicher gebundenen Kindern leichter, Freund*innenschaften zu knüpfen und sie auch über einen langen Zeitraum zu halten. Sie sind selbstbewusster und tendieren zu einem positiveren Selbstbild als Kinder, die keine positive körperliche und emotionale Beziehung zu einer Bezugsperson erfahren haben.[4]

Wir neigen dazu, das Feld der Sexualität von solchem Wissen auszuschließen. Selbst Menschen, die von der Bindungstheorie wissen, Menschen, die bindungsorientierte Elternschaft leben, werden – wenn es um Fragen der Sexualität geht – oftmals überwältigt. Doch auch hier ist es wichtig, dem Kind positiv und offen gegenüber zu bleiben und ihm zu signalisieren: »Du darfst mich alles fragen, was dich interessiert. Du kannst darauf vertrauen, dass ich dir antworte, dich liebe und keine Frage der Welt unsere Beziehung belasten kann.«

Unsere Bindungserfahrungen im Kindesalter wirken häufig in unser ganzes Leben hinein und so auch in die Beziehungen, die wir als Erwachsene führen. Viele Beziehungsdynamiken haben hier ihren Ursprung. Wenn wir also positive Beziehungserfahrungen ermöglichen – und die Beziehungen auch in Konfliktsituationen stabil bleiben –, fördern wir Kinder in ihrer sexuellen Entwicklung. Wir stärken sie darin, ihre Bedürfnisse wahrzunehmen und sie zu formulieren.

Reflexionsfragen

- Woran kannst du dich in deiner Kindheit erinnern?
- Wie sind deine Bezugspersonen mit dir umgegangen?
- Wie wurde in deiner Kindheit mit Nähe und Grenzen umgegangen? Wurde viel gekuschelt oder wenig?
- Wie möchtest du es gerne bei deinem Kind handhaben?

2. Aufgeklärte Kinder haben einen genussvolleren Zugang zu ihrem Körper.

Die sexuelle Entwicklung von Kindern zu fördern, bedeutet nicht ausschließlich Wissensvermittlung. Bereits bei Babys sieht man z. B., dass sie sich durch An- und Entspannung ihrer Muskeln genussvoll spüren.[5] Das wiederholen sie frei nach dem Motto: »Das fühlt sich gut an, das mache ich wieder.« Wenn wir Möglichkeiten und eine Umgebung schaffen, in der Kinder sich mit all ihren Sinnen bewegen und selbst erkunden können, unterstützen wir sie in ihrer sexuellen Entwicklung. Und auf diese Weise erlernen sie auch die sogenannten Lustpackerl (mehr dazu im nächsten Kapitel).

Den eigenen Körper gut zu spüren, kann man genauso erlernen wie ein neues Musikinstrument. Jede körperliche Berührung löst neue Empfindungen aus. Und jede Taste, die ich drücke, oder jede Saite, die ich zupfe, erzeugt einen anderen Klang. Natürlich kann man mit vier Tönen auch schon eine Melodie spielen. Aber große Meisterwerke entstehen durch mehr Abwechslungsreichtum. Am Klavier kann ich z. B. nur die Tasten drücken, am Flügel kann ich auch die Saiten zupfen. Ich kann nur auf den schwarzen Tasten spielen oder das komplette Tastenspektrum nutzen.

Wenn wir unseren Körper als Musikinstrument begreifen, der auf ganz unterschiedliche Weise berührt werden kann und damit ganz unterschiedliche Gefühle in uns auslöst, schärfen wir damit unsere Körperwahrnehmung. Stell dir vor, du könntest nur zwischen »Schmerz« und »schmerzfrei« unterscheiden, nur zwischen »fröhlich« und »wütend« oder nur zwischen »starker Anspannung« und »Trägheit« wechseln – ein Leben ohne Vielfalt und Intensität.

Den eigenen Körper in seiner Vielfalt zu spüren, unterstützt uns aber nicht nur dabei, uns selbst besser zu spüren, sondern es hat auch Auswirkungen auf unser Umfeld. Wir nehmen, wenn wir einen guten Zugang zu unserem Körper und seinen Empfindungen haben, besser wahr, wie es anderen geht, und können auf diese Weise besser in Beziehung mit ihnen treten.

Für Kinder ist es also schon früh wichtig, dass wir sie als Eltern darin bestärken, ihren Körper kennenzulernen. Wenn Kinder sich an ihren Genitalien berühren, ist es hilfreich, positives Feedback zu geben: »Das fühlt sich für dich gerade bestimmt ganz toll an« anstelle von »Pfui, nimm die Hand da raus!« Denn welche Botschaften vermitteln wir Kindern, wenn wir mit »Pfui« reagieren?

- **Du bist/dein Körper ist eklig.** Hiermit wird dem Kind ein positiver Zugang zum eigenen Körper verwehrt. Diese Botschaft begleitet es oft ein Leben lang und wird von den Medien und gut gemeinten Ratschlägen aus dem Umfeld noch verstärkt.
- **Deine Gefühle sind falsch.** Da die Berührung sich für das Kind gut anfühlt, aber negativ kommentiert bzw. abgewertet wird, entstehen ambivalente Gefühle. Das kann dazu führen, dass auch später im Erwachsenenleben immer wieder Zweifel daran aufkommen, ob man den eigenen Gefühlen trauen kann.
- **Man berührt sich selbst nicht an den Genitalien.** Damit wird dem Kind signalisiert, dass ein Teil des Körpers – der sich noch dazu sehr gut anfühlt – eine Tabuzone ist, die nicht berührt werden soll. Infolgedessen werden Berührungen eher vermieden, um negatives Feedback zu vermeiden.

Wenn Kinder – nicht durch Erklärungen, sondern durch Erfahrungen – lernen, ihren Körper gut wahrzunehmen, fällt es ihnen leichter zu sagen: »Boah, das fühlt sich gerade unglaublich gut an« oder »Ich habe gerade voll Lust auf Kuscheln.« Und sie können genauso gut sagen: »Hey, irgendwie mag ich jetzt gerade niemanden um mich haben«, »Diese Berührung war gerade seltsam« oder

»Der feuchte Schmatzer von Tante Susi war nicht so toll«. Und damit kommen wir zum nächsten Punkt.

3. Aufgeklärte Kinder sind besser vor Übergriffen geschützt.

Werden Kinder dabei unterstützt, sich gut zu spüren, hat das noch einen anderen wesentlichen Vorteil: Es ist gelebte Präventionsarbeit. Denn es ist genau diese Selbstwahrnehmung, die uns spüren lässt, was uns guttut – und was nicht. Wenn Kinder und Jugendliche immer wieder das Feedback »Was du spürst und fühlst, ist richtig und zeigt dir an, was gut für dich ist!« bekommen, lernen sie, auch mit ambivalenten Gefühlen umzugehen und sich Hilfe zu holen, wenn sie sich nicht (mehr) wohlfühlen. Sie sind in der Lage, Situationen einzuschätzen und wahrzunehmen: »Das fühlt sich gerade komisch für mich an.« Und diese Wahrnehmung ist der erste notwendige Schritt, um eine unangenehme Situation in Worte fassen zu können und nach diesem Gefühl zu handeln. Das ist für mich die Basisbotschaft, die allen weiteren zugrunde liegt.

Wir alle kennen Situationen, in denen wir uns unwohl gefühlt haben oder unsere Grenzen nicht beachtet wurden. Sei es »nur« ein viel zu fester Händedruck oder wenn unbekannte Menschen uns umarmen und uns zur Begrüßung ein Küsschen links und rechts auf die Wange drücken. Das kann für manche Menschen ganz normal sein, für andere kann es sich übergriffig anfühlen. Das wird von jeder Person unterschiedlich wahrgenommen. Wie oft schaffen wir Erwachsenen es, in solchen Situationen unsere eigenen Grenzen zu wahren? Nicht nur in Partnerschaften, sondern auch mit Freund*innen, Bekannten oder Nachbar*innen? Das zu hinterfragen, hilft uns, unseren Kindern ein gutes Vorbild zu sein.

Reflexionsfragen

- Wann hast du zum letzten Mal deine Grenzen gespürt und wie bist du damit umgegangen?
- Wie würdest du selbst gerne reagieren, wenn jemand deine Grenzen missachtet? Wie gehen Menschen damit um, die deine Vorbilder sind?

4. Aufgeklärte Kinder werden seltener selbst zu Sexualstraftäter*innen.

Diese Aussage mag dich im ersten Moment schockieren. Darüber nachzudenken, dass das eigene Kind übergriffig sein könnte, fällt uns schwer. Aber auch erwachsene Sexualstraftäter*innen waren einmal Kinder. Studien zeigen, dass Sexualstraftäter*innen meist aus sexualfeindlichen Familien stammen und zum Teil selbst missbraucht wurden.[6] Zudem wurde festgestellt, dass Personen, die einen positiven Zugang zu ihrem Körper und ihrer Sexualität haben, seltener das Bedürfnis entwickeln, Kinder sexuell zu missbrauchen.[7]

Mit deinem Kind offen über Sexualität zu sprechen, ist also nicht nur »Opferprävention«, sondern immer auch Täter*innenprävention. Eine offene, kindgerechte Sexuelle Bildung, die die

Vermittlung eines positiven Körpergefühls einschließt, ist daher unumgänglich. Sie muss als präventive Maßnahmen in den Erziehungsalltag integriert werden. Sie wirkt sich nicht nur positiv auf die Körperwahrnehmung aus, sondern sie hilft Kindern auch dabei, soziale Regeln zu erlernen.

Wichtig ist hierbei, bewusst darauf zu achten, dass negative oder angstbehaftete Darstellungen von Sexualität vermieden werden. Das Einbetten von Sexualität in soziale Kontexte trägt dazu bei, dass Kinder später kein übergriffiges Verhalten zeigen. So ist es sinnvoll, über Sexualität als etwas Angenehmes, Schönes und vor allem Freiwilliges zu sprechen.[8]

5. Aufgeklärte Kinder können sich Hilfe holen und über Erlebtes sprechen.

Wenn wir mit Kindern von Anfang an über Sexualität sprechen, Körperteile richtig benennen und Raum zur Selbsterkundung bieten, lernen sie einen selbstverständlichen Umgang damit. Wenn wir ihnen jedoch vermitteln, dass sie sich nicht an ihren Genitalien berühren sollen, und wir die Genitalien dabei nicht einmal korrekt benennen, sondern Verniedlichungen wie »Pipimatz« oder »Schniepel« verwenden, bringen wir ihnen gewollt oder ungewollt bei: »Das ist etwas Lächerliches« oder »Darüber sprechen wir erst gar nicht«.

Diese Unwissenheit wird leider oftmals von Täter*innen ausgenutzt und sie wird denen, die missbraucht werden, zum Verhängnis. So kann es passieren, dass Kinder versuchen, über erlebten Missbrauch zu sprechen und sich immer wieder Erwachsenen anvertrauen – doch nicht gehört werden, weil die Erwachsenen nicht verstehen, was sie erzählen.

Im Kinderschutzzentrum habe ich erlebt, dass Kinder bereits mehrmals versucht hatten, ihren Bezugspersonen von den Missbrauchshandlungen zu erzählen. Ein Kind sagte diesen Satz: »Der Opa fährt den Bagger in die Garage.« Es hat viel zu lange gedauert, bis die Bezugspersonen verstanden, dass mit der Garage das Poloch des Kindes und mit dem Bagger der Penis des Großvaters gemeint war.

Nun musst du vermutlich schlucken. Genauso ging es mir damals auch. Unsere Sprache ist essenziell, wenn es um Präventionsarbeit geht. Und sie kann den Prozess des Hilfeholens nach sexuellem Missbrauch, bei dem auch Faktoren wie das Alter des Kindes, die Beziehung zum*zur Täter*in, Schamgefühle, Einschüchterungsversuche etc. eine Rolle spielen, erheblich erleichtern.[9] Kinder sollten also die fachrichtigen Begriffe kennen – auch wenn sie selbst lieber »Schniepel« oder »Lulu« sagen. Wenn Erwachsene von Penis, Hoden, Vulva, Vagina oder Scheide sprechen, sollte jedes Kind wissen, was damit gemeint ist.

6. Aufgeklärte Kinder müssen sich ihre Antworten nicht von anderen oder aus dem Internet holen.

Was würde passieren – um einmal kurz die Ursprungsfrage umzudrehen –, wenn wir *nicht* über Sexualität sprechen oder falsche Informationen darüber erhalten? Egal ob diese falschen Informationen von Bezugspersonen, Freund*innen oder aus dem Internet stammen.

Wir alle haben vermutlich bei gesundheitlichen Beschwerden schon einmal online nach Antworten oder Symptomen gegoogelt. Oft mussten wir dann mit Schrecken feststellen, dass wir nur noch wenige Stunden zu leben haben oder gar gleich tot umfallen. Bevor Dr. Google uns das Testament aufsetzen lässt, sollten wir also daran denken: Wir finden im Internet nicht immer zuverlässige Quellen oder die Antwort, die wir bräuchten.

Fakt ist: So wie wir uns selbstverständlich online auf die Suche nach Informationen machen, tun das auch junge Menschen. Wenn Dr. Google und somit oftmals auch diverse Pornoseiten als Informationsquelle herangezogen werden, ist wohl der Worst Case für viele Eltern und Bezugspersonen eingetreten – für die Aufklärung ist das meist nicht sehr förderlich. Zum Thema Pornografie findest du mehr in Kapitel 6.

Wenn Kinder von ihrem Umfeld gar keine oder keine zufriedenstellenden Antworten auf ihre Fragen erhalten, tendieren sie dazu, sich selbst zu überlegen, wie die Welt funktioniert. Ein Beispiel aus einem meiner Workshops: In der Pause hörte ich ein Gespräch zwischen zwei Jungs – beide acht Jahre alt. Der eine: »Du, was macht man denn eigentlich, wenn man während dem Sex aufs Klo muss? Also zum Pinkeln.« Nach kurzer Überlegung klopfte der Junge seinem Freund auf die Schulter und erklärte: »Überhaupt kein Problem, für das gibt's ja Kondome!«

Ich gebe zu, dass ich in diesem Moment auch Schwierigkeiten hatte, nicht laut loszuprusten. Und gleichzeitig war ich begeistert von dieser kindlichen Logik. Ja, ein Kondom ist eine Gummischutzhülle. Wenn ich da reinpinkle, bleibt die Flüssigkeit in der Schutzhülle. Klingt erst einmal logisch, ist aber natürlich nicht so gedacht. So habe ich das Thema nach der Pause aufgegriffen und für alle klargestellt: Wenn man aufs Klo muss, geht man aufs Klo. Beim Sex macht man es ganz einfach so, wie man es sonst auch macht.

In einer Weiterbildung für Kindergartenpädagog*innen erzählte eine Teilnehmerin, dass im Kindergarten ein fünfjähriger Junge zu ihr gekommen sei und ganz niedergeschlagen ausgesehen habe. Als sie ihn fragte, was denn los sei, sagte er: »Meine Eltern haben sich nicht mehr lieb.« Sie war verwundert und fragte nach, was los sei und warum er das glaube. Und er antwortete: »Ja, weil ich schon so lange kein Geschwisterchen mehr bekommen habe.« Der Junge hatte drei jüngere Geschwister, die alle im Abstand von jeweils einem Jahr auf die Welt gekommen waren. Seine Eltern hatten ihm erklärt, dass Kinder dann entstehen, wenn Mama und Papa sich »ganz doll liebhaben«. Er dachte also, da er über anderthalb Jahre kein Geschwisterchen mehr bekommen hatte, würden sich seine Eltern nicht mehr lieb haben. Das mag auf den ersten Blick niedlich klingen, aber für den Jungen war es ein ernst zu nehmender Stressfaktor. Ein wichtiger Grund für angemessene Aufklärung liegt also darin, dass Unklarheiten oder Ängste aufseiten der Kinder erst gar nicht aufkommen.

Wie wichtig das Sprechen ist, zeigt sich auch, wenn es um das Thema Gefühle geht. In Workshops nutze ich manchmal die Redewendung, dass Verliebtsein sich für manche Menschen anfühlt wie »Schmetterlinge im Bauch«. Ein Kind erwiderte daraufhin: »Wenn ich Schmetterlinge im Bauch haben will, muss ich dann Raupen schlucken?« Ich weiß nicht, ob es ganz ernst gemeint war, aber es war eine herrliche Wortmeldung, die mich erneut beeindruckt und mir vor Augen geführt hat, dass die kindliche Fantasie keine Grenzen kennt – und es dazu kommen kann, dass Kinder sich die Welt auf ganz eigene Weise zusammenreimen.

Ein neunjähriges Mädchen erzählte mir einmal, dass sie Angst habe, ihren Papa oder einen anderen Mann zu küssen. Dieses Gefühl beruhte darauf, dass sie beobachtet hatte, wie der Bauch von manchen Frauen zu wachsen beginnt, wenn sie mit Männern zusammen sind. Da sie gesehen hatte, dass sich die Erwachsenen geküsst hatten, hatte sie die Angst überkommen, dass sie auch schwanger werden könnte.

Wenn wir Kindern Antworten geben und ihre Fragen nicht mit Aussagen wie »Dafür bist du noch zu klein« oder »Ah, das fragst du lieber die Mama/den Papa« beiseiteschieben, dann lernen sie, dass man über Sexualität sprechen darf und dass sie bei ihren Bezugspersonen Antworten bekommen, die ihnen weiterhelfen. Also: Eins zu null für uns, Dr. Google!

7. Aufgeklärte Kinder können Gesehenes besser einordnen und verarbeiten.

Kinder wachsen heutzutage mit Handy, Tablet, Fernseher und Co auf – und kommen damit auch leichter mit Inhalten in Berührung, die sie noch nicht einordnen können. Medienpädagogische Überlegungen sind daher unumgänglich.

Wenn Kinder lernen, dass sie mit all ihren Fragen und Unsicherheiten zu ihren Eltern und Bezugspersonen kommen dürfen, dann kommen sie auch, wenn sie pornografische Inhalte oder verstörende Videos oder Bilder gesehen haben. Im Gespräch mit ihnen haben Kinder dann die Möglichkeit, das Gesehene zu reflektieren und einzuordnen sowie – je nach Entwicklungsstand – Informationen darüber zu erhalten, dass Pornofilme keine Dokumentationen sind, es sich bei den Akteur*innen zumeist um Schauspieler*innen handelt und dass es nicht unbedingt abbildet, wie Sexualität tatsächlich gelebt wird.

Dass viele Kinder Angst haben, zu ihren Eltern zu gehen, wenn sie solche Bilder oder Videos gesehen haben, liegt daran, dass sie fürchten, dass ihre Bezugspersonen mit ihnen schimpfen – und ihnen als Konsequenz den Zugang zu Handy und Co verbieten. Dieses strafende Verhalten der Bezugspersonen ist hinderlich, wenn es darum geht, Kindern einen selbstbewussten Zugang zur Sexualität zu ermöglichen.

Vielmehr ist es sinnvoll, deinem Kind zu signalisieren, dass es mit allem zu dir kommen darf, was es beschäftigt – ohne Sorge zu haben, dass du böse auf es wirst oder ihm das Handy sofort entziehst. Damit schaffst du einen Raum, in dem dein Kind offen und über pornografische Videos und/oder andere verstörende Inhalte sprechen kann – und es kann mit deiner Hilfe das Gesehene verarbeiten. Mehr zu diesem Thema findest du in Kapitel 6.

8. Aufgeklärte Kinder schützen sich besser vor sexuell übertragbaren Infektionen und ungewollten Schwangerschaften.

Wissen ist Macht. Und Selbstbestimmung kann durch Wissen gelebt werden. Wenn wir unsere Kinder frühzeitig aufklären und sie dann als Heranwachsende über verschiedene Verhütungsmethoden oder sexuell übertragbare Infektionen Bescheid wissen, können sie überlegte und selbstbestimmte Entscheidungen treffen. Das belegt eine Vergleichsstudie aus dem Jahr 2007,[10] in der mehr als achtzig Aufklärungsprogramme weltweit untersucht wurden. Das Ergebnis: Sexuelle Bildung zieht an Schulen viele positive Effekte nach sich. Nach den Aufklärungsprogrammen griffen mehr junge Menschen zu Verhütungsmitteln, um ungewollte Schwangerschaften zu vermeiden, und die Nutzung von Kondomen stieg ebenfalls an.

So lernen junge Menschen, ihre Sexualität sicher, risikoarm und einvernehmlich zu gestalten. Es braucht mehr als diese Botschaften: »Werde ja nicht zu früh schwanger – dann ist dein Leben vorbei« oder »Wenn du nicht verhütest, dann kannst du an sexuell übertragbaren Infektionen erkranken und unfruchtbar werden.« Stattdessen sollten wir jungen Menschen mitgeben, dass Sexualität etwas Schönes und Bereicherndes ist. Dass jeder Mensch selbst darüber entscheiden kann und soll, wie er*sie die eigene Sexualität leben will, und dass es eine Vielfalt an sexuellen Orientierungen und Beziehungsformen gibt. Dass es viel mehr als zwei Geschlechter gibt und dass das vollkommen OK ist. Wir könnten ihnen mitgeben, dass niemand sie zu etwas zwingen darf, das sie nicht möchten, und dass sie selbst entscheiden können, ob sie Eltern werden möchten oder nicht. Außerdem könnten wir ihnen erzählen, wie viele Verhütungsmethoden es gibt und dass sie auch hier frei wählen dürfen, was für sie am stimmigsten ist.

Wenn junge Menschen Zugang zu Wissen rund um Verhütungsmethoden und Safer Sex haben, werden sie dieses auch nutzen. Es hört nicht bei Kondom und Pille auf. Es gibt noch viele andere Verhütungsmethoden, wie das Verhütungspflaster, die Kupferkette, die Spirale, den Hormonring, das Lecktuch, das Diaphragma, die Portiokappe, den Andro-Switch usw.

Wenn Kinder und Jugendliche lernen, dass sie über Sexualität sprechen dürfen und es diverse Meinungen und Haltungen dazu gibt, fällt es ihnen leichter, ihren eigenen – ganz individuellen – Zugang zu Sexualität zu finden. Das gilt auch für die Themen Schwangerschaftsverhütung und Schutz vor sexuell übertragbaren Infektionen.

Du siehst an den genannten Punkten, wie essenziell es ist, mit seinen Kindern über Sexualität zu sprechen und Fragen kindgerecht zu beantworten. Doch wie setze ich dieses Wissen in die Tat um? Von Eltern höre ich sehr häufig: »Ich will ja mit meinen Kindern offen drüber sprechen. Aber ich weiß nicht, wie. Ich habe keine guten Worte dafür.«

Es braucht Zeit, bis wir eine Sprache für das Thema »Sexualität« finden, mit der wir uns wohlfühlen. Nimm dir diese Zeit – und setze dich nicht unter Druck. Denn das Wissen über Sexualität in Worte zu fassen, ist ein Lernprozess. Wie du kindgerecht und ganz konkret auf heikle Fragen antworten kannst, werden wir uns in Kapitel 4 genauer ansehen. Aber bevor wir weitermachen, nimm dir einen Moment Zeit, um zu reflektieren.

Deine Sexualbiografie

Wenn wir Kinder begleiten, begleiten wir auch immer unser eigenes inneres Kind. Reflexion ist daher unerlässlich. Das Thema

»Sexualität« ist wertebehaftet und wir alle haben unterschiedliche Lernerfahrungen gemacht. Spür mal in dich hinein:

Reflexionsfragen

- Wie stehst du aktuell zum Thema »Sexualität«?
- Fällt es dir leicht, darüber zu sprechen? Mit Partner*innen? Freund*innen? Deinen Kindern?

Schau dir deine eigene Sexualbiografie etwas näher an. Vielleicht wird dir dabei bewusst, woher bestimmte Reaktionen in Bezug auf die Sexualität deines Kindes kommen. Es kann sinnvoll sein, diese Fragen am Anfang des Buches zu beantworten und sie nach einiger Zeit noch einmal heranzuziehen – um zu erfahren, ob du nun andere Antworten wählst. Du wirst sehen, wie viel Veränderung möglich ist.

Reflexionsfragen

- Was sind deine ersten Erinnerungen an Sexualität? Woran kannst du dich erinnern?
- Wer hat dich aufgeklärt? Wann? Wurdest du von einer deiner Bezugspersonen aufgeklärt? Welche Themen wurden dabei angesprochen?
- Wie wurde in deiner Kindheit mit Nacktheit umgegangen? War es normal, dass du nackt herumgelaufen bist? Oder war es ein No-Go in deiner Familie?

- Welche Sätze und Redewendungen in Bezug auf Sexualität fallen dir ein? Gibt es Sätze wie »Das darf man nicht tun«, »Das ist ja eklig« oder »Du darfst dich hier oder da nicht anfassen«, an die du dich erinnerst?
- Erinnerst du dich an ein Buch oder eine Zeitschrift über Sexualität, die zu deiner Aufklärung beigetragen hat? Haben dir deine Eltern Bücher zur Verfügung gestellt und wenn ja, welche?
- Was hast du bisher in deiner Sexualität lernen dürfen? Wie hat sie dich geprägt? Wie hat sich deine Sexualität auf dein Leben ausgewirkt?
- Was möchtest du hinsichtlich deiner Sexualität noch lernen? Welche Erfahrungen möchtest du machen? Womit möchtest du dich beschäftigen? Was interessiert dich hierbei besonders?

Vielleicht hast du bereits ein paar Aha-Momente beim Beantworten der Fragen gehabt. Du kannst die Fragen auch gerne deinen Partner*innen, Freund*innen oder Kolleg*innen stellen. Daraus entstehen meist sehr spannende und aufschlussreiche Gespräche. Nimm dir die Zeit, die du brauchst, um dich mit dem Thema »Sexualität« intensiver zu befassen. Es sind noch keine Meister*innen vom Himmel gefallen – so auch nicht bei diesem Thema. Aber je häufiger du deine eigene Sexualität reflektierst, desto klarer wirst du deine Erwachsenenperspektive ablegen können, wenn es notwendig ist, und gelassener auf dein Kind reagieren. Bist du bereit, in die Tiefen der sexuellen Entwicklung einzutauchen? Na, dann los!

Kurz und bündig

- **Sexuelle Bildung von Anfang an unterstützt Kinder dabei, sich zu spüren und ihre Bedürfnisse besser wahrzunehmen.**
- **Eine Begleitung der kindlichen sexuellen Entwicklung ist die beste Prävention gegen sexuelle und sexualisierte Gewalt.**
- **Sexuelle Bildung ist nicht nur »Opferschutz«, sondern auch Täter*innen-Prävention.**
- **Aufklärungsarbeit überfordert Kinder nicht, sondern bewirkt das Gegenteil: Sie werden dazu befähigt, selbstbewusst zu sagen, was sie möchten und was nicht.**
- **Die Reflexion der eigenen Sexualbiografie und das Hinterfragen der eigenen Glaubenssätze in Bezug auf Sexualität ist wesentlich, um Kinder möglichst vorurteilsfrei und unbefangen in ihrer sexuellen Entwicklung zu begleiten.**

2. Kapitel

»WAS HAST DU DA?«

Wie sich die kindliche Sexualität entwickelt

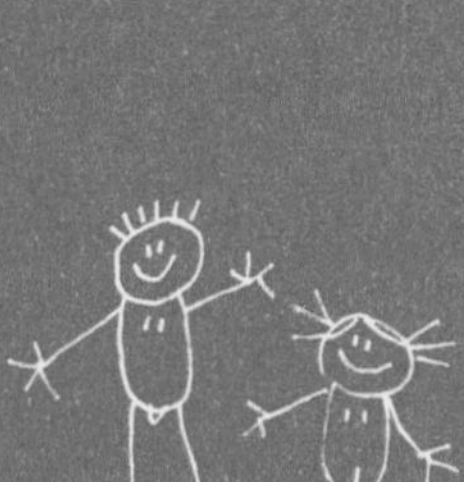

Vielleicht hast du schon einmal ein Kleinkind gesehen, das vergnügt mit der Hand in seiner Windel mit seinem Genital gespielt hat. Vielleicht hat dein Kind dich schon einmal beim Duschen gefragt, warum du »da unten« anders aussiehst und ob es denn selbst auch als Erwachsene*r so aussehen wird – oder warum die große Schwester »da« was ganz anderes hat.

Es gibt einen guten Grund dafür, warum dein Kind dir solche Fragen stellt: Dein Kind ist ein sexuelles Wesen, wie wir alle von Geburt an. Deinem Kind fällt der Penis oder die Vagina nicht mehr oder weniger auf als eine größere Nase oder ein kleineres Ohr. Es nimmt Unterschiede wahr und will wissen, warum diese Unterschiede existieren. Es will alles, was es sehen, hören und spüren kann, benennen und verstehen. Und dazu gehören selbstverständlich auch die Genitalien.

Dabei fassen sich Kinder sehr wohl zielgerichtet an ihren Genitalien an. So, wie sie den besonderen Geruch einer Blume besonders mögen, weshalb sie immer wieder daran riechen, oder das Birnenquetschie am besten schmeckt, weshalb sie es anderen Geschmacksrichtungen vorziehen. Kinder berühren sich an ihren Genitalien, weil sie es mögen, weil es sich für sie gut anfühlt. Weil Sexualität Teil ihres Seins ist.

In diesem Kapitel kannst du dir einen Überblick über die sexuelle Entwicklung von Kindern im Alter von null bis zehn Jahren verschaffen. Aber bevor ich dich dabei begleite, befassen wir uns mit dem Begriff der Lust.

Lust

Viele Erwachsene möchten den Begriff »Lust« im Zusammenhang mit ihrem Kind nicht hören. Das liegt meist daran, dass sie Lust als etwas rein Sexuelles definieren. Als etwas, das mit Sex oder dem Verlangen nach Sex gleichgesetzt wird. Und das führt zu Hemmungen aufseiten von Eltern und Bezugspersonen. Dabei kann Lust – für Kinder ebenso wie für Erwachsene – das Bedürfnis nach allem Möglichen (z. B. nach emotionaler und körperlicher Nähe, nach der Lieblingspizza oder dem Lieblingsfilm) sein: »Lust definiert sich über eine Handlung, ein Erlebnis, eine Berührung, die positiv konnotiert ist und einen ›Gewinn‹ spürbar machen lässt, der auf einer Gefühls- und Körperebene wahrnehmbar ist. Lustvolles Tun ist daher mehr, als etwas gerne machen.«[1]

Vielleicht kannst du dich nun mit dem Begriff der Lust auch bei Kindern anfreunden.

Die drei Lustpackerln[2]

Alle Kinder werden mit drei sogenannten Lustpackerln geboren. Du kannst sie dir wie Geschenke unter dem Weihnachtsbaum oder wie Geburtstagsgeschenke vorstellen. Die Grundlage all unseres Lernens, all unserer Möglichkeiten, auf Situationen und Gefühle zu reagieren, sind diese drei Päckchen.

Die orale Lustfähigkeit

Das erste dieser Lustpackerl ist die **orale Lustfähigkeit**. Dies bedeutet, dass Kinder Lust empfinden können, wenn sie etwas in den Mund aufnehmen, etwas zu sich nehmen. Das ist überlebenswichtig, denn ohne Nahrung und Flüssigkeit würde ein Kind bekanntlich nicht überleben. Das heißt, es ist eine ganz basale Fähigkeit, diese orale Lust empfinden zu können. Und sie hat etwas mit Genuss zu tun: Wenn wir etwas als lustvoll erleben, dann genießen wir es. Und das gilt für Erwachsene wie für Kinder und hat, wie wir oben gesehen haben, nicht immer etwas mit sexueller Lust zu tun. Vielleicht hast du schon einmal dein Kind dabei beobachtet, welch freudige Erregung es zeigt, wenn es sieht, dass es jetzt Muttermilch gibt, die es genussvoll aus den Brüsten trinken darf, oder wenn es die Gurkensticks gibt, auf denen man so herrlich herumkauen kann – auch ohne Zähne. Kindern fließt viel und oft Speichel aus dem Mund und sie nehmen gerne alles, was in greifbarer Umgebung ist, in den Mund, um ihre Umwelt zu erkunden. Diese Fähigkeit ist eine der basalsten und ersten Lustfähigkeiten, bei denen Kinder sich selbst genießen können.

Die anale Lustfähigkeit

Das zweite Lustpackerl, das von Geburt an vorhanden ist, ist die **anale Lustfähigkeit**. Das heißt, dass Kinder es als angenehm empfinden, etwas auszuscheiden. Um etwas ausscheiden zu können, muss sich die Muskulatur entspannen. Das erleben viele Kinder als lustvoll. Manche Kinder finden es auch spannend, allein auf die Toilette zu gehen und sich anzuschauen, was sie produziert haben – welch eine Freude! Ist schließlich selbst gemacht. Für uns Erwachsene ist das nur wenig nachvollziehbar, auch wenn einige den täglichen Toilettengang mit einer Zeitschrift und ganz ohne Zeitdruck zelebrieren. Für Kinder ist es zunächst einmal aufregend zu sehen, was sie erschaffen können.

Die genitale Lustfähigkeit

Und nun kommen wir zu dem, was dir vielleicht Sorgen bereitet. Das dritte Lustpackerl ist die **genitale Lustfähigkeit**, d.h. Lust im Genital zu empfinden. Babys besitzen bereits im Mutterleib die sogenannte Reaktions- und Erregungsfähigkeit. Das heißt, man weiß über Babys mit Penis, dass dieser sich bei Wohlgefühl schon im Mutterleib erigieren kann.[3] Das mag sich für uns zunächst seltsam anhören, aber das ist völlig natürlich und hat nichts mit der Sexualität zu tun, wie wir sie als Erwachsene empfinden. Denn Kinder haben, wenn sie auf die Welt kommen, noch keine Moralvorstellungen, sondern lediglich das Bedürfnis, Dinge zu tun, die sie als angenehm und lustvoll empfinden. Wir Erwachsene sind hingegen bereits geprägt und sozialisiert worden. Wir haben Erfahrungen gesammelt und Informationen darüber erhalten, was gesellschaftlich akzeptiert wird und was nicht.

Diese drei Lustpackerl bringen Kinder also von Anfang an mit. Und das Ziel ist es, sie zu erweitern. Doch bevor wir uns damit befassen, wie du die sexuelle Entwicklung deines Kindes fördern kannst, möchte ich auf die zwei wesentlichen Unterschiede zwischen kindlicher und erwachsener Sexualität aufmerksam machen, um mit einem der größten Missverständnisse in der Wahrnehmung kindlicher Sexualität aufzuräumen.

Kindliche Sexualität vs. erwachsene Sexualität

Die kindliche Sexualität unterscheidet sich in zwei Punkten ganz grundlegend von der erwachsenen Sexualität. Zum einen gibt es das Hier-und-Jetzt-Prinzip. Kinder leben im Moment. Sie reagieren sofort auf aktuelle Gegebenheiten – und empfinden sie deshalb auch sofort als besonders wichtig, sehr bedrohlich oder Ähnliches. Sie denken nicht darüber nach, was in einer Stunde passiert oder wie wichtig ihnen etwas in einer Woche oder in einem Jahr ist. Kinder sind oft erst im Alter zwischen sechs und sieben Jahren dazu imstande, Geschehnisse zeitlich logisch einzuordnen.[4] Davor sind sie im Hier und Jetzt – ganz ohne Zeitgefühl.

Ein Beispiel: Deinem Kind ist es egal, ob der Uhrzeiger auf Viertel vor sieben steht und es jetzt Zeit ist, schlafen zu gehen, weil es genau jetzt ins Spiel vertieft ist. Mit deinen lieb gemeinten Worten »Morgen darfst du weiterspielen« kann es in dieser Situation nichts anfangen. Im Moment ist es ein Drama, dass es mit dem Spielen aufhören soll. Da können auch starke Gefühle auftauchen, denen dein Kind mit Tränen, Schreien oder Jammern Ausdruck verleiht.

Vielleicht hast du auch schon einmal Kinder in Streitsituationen beobachtet. Im jeweiligen Moment wirkt es oft ganz dramatisch: »Die Welt ist doof und alle anderen sind blöd.« Oft genug sieht es fünf Minuten später aber wieder ganz anders aus. Die

Kinder spielen seelenruhig miteinander, obwohl eben noch heftig um das grüne Hüpfpferd gestritten wurde.

Während Kinder im Moment leben, agieren wir Erwachsenen viel vorausschauender, wir planen und handeln. Und das haben wir gelernt. Du würdest dich deshalb höchstwahrscheinlich nicht im Büro in Anwesenheit deiner Kolleg*innen im Genitalbereich berühren, da du sozialisiert wurdest und die Moralvorstellungen unserer Gesellschaft kennst. Du kannst vorausdenken, was dich erwarten würde, was mögliche Konsequenzen wären – Empörung, Ausgrenzung, Zurechtweisung oder Kündigung. Du kannst Verantwortung für dein Handeln übernehmen und entscheiden, was du unterlässt.

Dein Kind, das diese sozialen Regeln (noch) nicht kennt, steht seinen Bedürfnissen und dem Stillen dieser völlig neutral gegenüber. Alle Lustbarkeiten, die es kennt, sind in Ordnung und da es im Hier und Jetzt lebt, vollzieht es diese Handlung auch vor anderen Menschen: in der Kindergartengruppe, auf dem Spielplatz, zu Hause vor dem Fernseher, während Oma und Opa zu Besuch sind usw.

Erst im Laufe der Kindergartenjahre bis hin zum sechsten Lebensjahr werden soziale Rollen und Regeln erlernt. Kinder lernen dann, die eigenen Bedürfnisse ab und an hintanstellen und sie sind immer mehr dazu in der Lage, aus dem Hier-und-Jetzt-Prinzip herauszutreten. Bei einigen Kindern geschieht dies früher, bei anderen später. Das hat nicht unbedingt etwas mit dem Alter zu tun, sondern eher mit der geistigen und körperlichen Entwicklung. Vergiss dabei nicht: Jedes Kind entwickelt sich in seinem eigenen Tempo!

Um dich an Zahlen orientieren zu können, kannst du dir die folgende entwicklungspsychologische Übersicht[5] ansehen, die die kindliche Entwicklung auf körperlicher, kognitiver, sprachlicher, emotionaler und sozialer Ebene skizziert:

Frühe Kindheit (3–6 Jahre)

Körperliche/motorische Entwicklung

- Koordination und Gleichgewicht verbessern sich (Fein- und Grobmotorik)

Kognitive Entwicklung

- Magisches Denken: Das Kind kann seine Fantasie in Alltagssituationen nutzen – dann wird aus einem Karton ein Schiff oder die Tiere sprechen mit ihm.
- Kurzzeitgedächtnis: Das Kind lernt, seine Handlungen zu planen.
- Theory of Mind: Das Kind merkt, dass es unterschiedliche Werte und Haltungen gibt.
- Egozentrismus: Das Kind bezieht alles auf sich.
- Konzentration: bis zu 15 Minuten

Sprachentwicklung

- Nomen, Verben, Adjektive bis zum 3. Lebensjahr
- Grammatik ab ca. 2 Jahre, wenn Wortkombinationen möglich sind, anschließend Präpositionen und Artikel
- Wichtig: Fragen an Erwachsene helfen dem Kind, seinen Wortschatz zu vergrößern
- Große Entwicklungsschritte im Vorschulalter

Motivation und Emotion

- Stolz und Scham aufgrund von Handlungserfolgen oder -misserfolgen ab ca. 3,5 Jahren
- Basisemotionen (Wut, Ärger, Stolz, Freude, Furcht, Ekel, Wut, Scham, Schuld, Schmerz, Überraschung, Trauer und Verachtung)
- Selbstregulierung und Frustrationstoleranz als große Herausforderungen

Soziale und Persönlichkeitsentwicklung

- Beziehungen zu Bezugspersonen sind noch sehr wichtig und eng, weitere Beziehungen kommen hinzu (z. B. Freund*innen im Kindergarten)
- Rollenspiel (Erlebnisse verarbeiten, Spannungen abbauen)
- Funktionsspiel (Freude an Bewegung, Umwelt erkunden – z. B. im Sand spielen)
- werkschaffendes Spiel (Planung, Durchführung und Freude am Endprodukt, z. B. Bausteine stapeln)

Mittlere und späte Kindheit (6–11 Jahre)

Kognitive Entwicklung

- komplexeres Denken (flexibler und organisierter, Probleme lösen)
- räumliches Denken
- besseres Gedächtnis und Informationsverarbeitung
- höhere Aufmerksamkeitsspanne
- Selbstreflexion

Sprachentwicklung

- höherer Wortschatzumfang und differenziertes Verständnis von Wortbedeutungen
- Satzglieder und Strukturen
- Grundstruktur der Muttersprache ist gefestigt
- Metaphern, Ironie, Witz

Motivation und Emotion

- Akzeptanz von Fremdbestimmung
- Verständnis für ambivalente Emotionen

Soziale und Persönlichkeitsentwicklung

- Selbstwertgefühl entwickelt sich
- neue Bezugspersonen durch Schuleintritt

Es wird anhand der Übersicht deutlich, wie viele Entwicklungsprozesse auf körperlicher, kognitiver, sprachlicher, emotionaler und sozialer Ebene Kinder durchlaufen. Und es fällt nicht schwer, sich vorzustellen, wie anstrengend das für sie mitunter sein kann. Und es gibt Situationen, in denen unsere Kinder gar nicht anders reagieren können, als sie es tun, weil ihr Entwicklungsstand es nicht anders zulässt.

Ein bekanntes Beispiel: Dein Kind möchte etwas haben, bekommt es aber nicht und wirft sich daraufhin schreiend auf den Boden. Dies tut es nicht aus Böswilligkeit oder mit der Absicht, dich vor den Augen anderer zu blamieren. Es kann nicht anders. Denn seine Fähigkeit zur Selbstregulation ist noch nicht vorhanden und es kann aufgrund des Entwicklungsstands seines

Gehirnes noch nicht vorausdenken. Wie soll es ihm also möglich sein, die Situation im Hier und Jetzt zu akzeptieren, das Nicht-Bekommen einfach hinzunehmen und gelassen mit dir weiterzugehen?

Und genau das trifft auch auf sexuelle Handlungen zu. Wenn dein Kind das Bedürfnis verspürt, an seinem Penis zu rubbeln, nackt durch den Nachbarsgarten zu laufen oder sich am Strand die Badehose auszuziehen, ist dein Kind – bedingt durch seinen Entwicklungsstand – nicht fähig, sich Gedanken über mögliche soziale Konsequenzen oder unangenehme Reaktionen der Mitmenschen zu machen. Es lebt im Hier und Jetzt. Es fühlt sich gut an, also fasst es sich an. Es fühlt sich gut an, also läuft es nackt herum. Es fühlt sich gut an, also zieht es sich aus.

Der zweite wesentliche Unterschied zwischen der kindlichen und der erwachsenen Sexualität hat mit dem sogenannten Gleichwertigkeitsprinzip zu tun.[6] Erwachsene können priorisieren, sie können das, was sie gerne und weniger gerne machen, in eine Rangfolge bringen. Sie wissen also, was sie am liebsten tun und was sie weniger gerne tun. Bei Kleinkindern ist das noch nicht ausgeprägt, die Ausbildung von Präferenzen entsteht erst zwischen dem sechsten und dem zehnten Lebensjahr. Für Kinder ist es also leichter, sich auf neue Spiel- oder Alltagsangebote einzulassen, weil sie noch nicht so stark favorisieren, wie Erwachsene es tun.

Ein Beispiel: Auf dem Weg zur Babysitterin – du musst schnellstmöglich zur Arbeit, weil du einen Termin hast – kommst du mit deinem Kind an einer großen Baustelle vorbei. Was dein Kind wohl möchte? Klar, stehen bleiben und ganz in Ruhe dem Bagger und dem Kran zusehen – ist das alles aufregend! Jetzt gibt es zwei Möglichkeiten für dich: a) Du kannst sagen: »Nun komm schon, ich habe Stress. Beeil dich! Dafür haben wir jetzt keine Zeit …« oder du sagst b): »Wir könnten ein richtig cooles Spiel spielen. Was hältst du davon, wenn wir den Rest des Weges um die Wette laufen?«

Jüngere Kinder werden auf den Wettbewerb eingehen. Wenn ein Spielangebot für sie attraktiv genug erscheint, dann finden sie das genauso lustvoll, wie dem Bagger zuzuschauen. Bei älteren Kindern funktioniert das nicht mehr so gut. Sie reagieren vermutlich eher mit: »Ich will jetzt aber nicht um die Wette laufen, ich will jetzt Bagger schauen …« Mit der Zeit rückt das Gleichwertigkeitsprinzip nämlich in den Hintergrund und es entstehen Vorlieben. Zudem beginnen Kinder im fortschreitenden Alter zu planen: »Jetzt schaue ich dem Bagger zu und *dann* laufen wir um die Wette, so kann ich beides machen.«

Wenn du beobachtest, dass sich dein Kind an seinem Genital berührt, es aber aufgrund der Umstände – vielleicht seid ihr gerade auf dem Spielplatz – nicht angebracht ist, kannst du ihm im Sinne des Gleichwertigkeitsprinzips eine andere Aktivität anbieten. So könntest du sagen: »Das fühlt sich bestimmt gerade gut für dich an. Das kannst du zu Hause gerne weitermachen. Hast du Lust, jetzt mit mir schaukeln zu gehen?«

Auf diese Weise hast du eine für dich unangenehme Situation positiv umgewandelt. Und du hast deinem Kind keine Freude genommen, sondern ihm eine alternative Freude angeboten. Denn dein Kind macht – im Gegensatz zu uns Erwachsenen – keinen Unterschied zwischen den verschiedenen Bereichen der Lust – ob sexuell oder nicht, alle lustvollen Aktivitäten sind gleichwertig.

Genau diese beiden Prinzipien – das Hier-und-Jetzt-Prinzip sowie das Gleichwertigkeitsprinzip – sind es, die zeigen, dass zwischen der kindlichen Sexualität und der erwachsenen Sexualität ein wesentlicher Unterschied besteht, den es zu beachten gilt.

Mehr LustpackerIn, mehr Möglichkeiten

Stell dir vor, du hast Feierabend, sitzt allein zu Hause auf dem Sofa und dir stehen nur exakt drei Optionen, um dir die Zeit zu vertreiben, zur Verfügung: Du kannst entweder essen (orale Lustfähigkeit), auf die Toilette gehen (anale Lustfähigkeit) oder masturbieren (genitale Lustfähigkeit). Falls du nicht genau in diesem Moment auf die Toilette musst, wird die zweite Option, deine anale Lustfähigkeit, wegfallen. Also essen oder masturbieren? Du hast die Wahl.

Stell dir nun vor, du hast nicht nur drei Optionen, du kannst nicht nur essen, auf die Toilette gehen und masturbieren, sondern du kannst auch eine coole Serie schauen, ganz laut deine Lieblingsmusik hören und dazu tanzen oder den Roman (oder dieses Buch hier) endlich zu Ende lesen. Vielleicht kannst du auch deine ganze Wohnung umräumen oder à la Marie Kondō deinen Schrank ausmisten. Du kannst vielleicht meditieren oder dich in die Badewanne legen. Oder deine Freund*innen anrufen und feiern gehen.

Das alles sind Lustfähigkeiten. Unsere Lebensgestaltung erweitert sich also immens, wenn wir nicht nur bei den drei ursprünglichen Lustfähigkeiten bleiben.

Je mehr Lustfähigkeiten wir erlernen, desto mehr Verhaltens- und Handlungsoptionen stehen uns zur Verfügung, um unser Leben auszugestalten – sei es in Konfliktsituationen, sei es in Beziehungen, in Freundschaften oder im beruflichen Kontext.

Übertrage diese Erkenntnis nun auf dein Kind: Ihm ist langweilig, es hat Lust, etwas Tolles zu machen. Wenn es »nur« die orale, anale und genitale Lustfähigkeit in seinem Handlungsrepertoire hat, wird es entweder nach Essen (vielleicht nach etwas Süßem) fragen oder, wenn es gerade nicht zur Toilette muss, seiner genitalen Lustfähigkeit nachgehen. Denn das liegt dem Sich-Gutes-Tun am nächsten. Hat dein Kind jedoch erweiterte Lustfähigkeiten, wird es sich möglicherweise anders zu unterhalten wissen.

Es wird deutlich, dass all diese Lustfähigkeiten bei Kindern zielgerichtet sind, auch wenn diese Tatsache oftmals negiert wird.[7] Bereits zweijährige Kinder wissen schon ganz genau, wo sich die Schublade mit den Süßigkeiten befindet, und sie wissen, dass das Essen von Schokolade sehr lust- und genussvoll sein kann. Das hast du bei deinem Kind bestimmt schon beobachten dürfen.

Um das Leben so kreativ und vielfältig wie möglich zu erleben und verschiedene Optionen der Bedürfniserfüllung zu kennen, brauchen Kinder Erfahrungen. Also müssen wir Erwachsenen Möglichkeit für die Kinder schaffen, sich in möglichst vielen Spielen auszuleben, sich zu bewegen, Erfahrungen mit der Umwelt und der Natur zu sammeln. Alles, was ein Kind erleben und erlernen kann, erweitert seinen Erfahrungsschatz und seine Sinneswahrnehmung. Es lernt, sich auf unterschiedlichste Art und Weise lustvoll zu erleben.

Was Eltern ihren Kindern also mitgeben können, um sich selbst positiv zu erfahren, ihren Körper, ihre Gefühle und ihre Vorlieben besser kennenzulernen, sind Angebote für Lusterfahrungen – abseits der oralen, analen und genitalen Lustfähigkeit. Je vielfältiger, desto besser. Ein paar Anregungen findest du hier:

Lusterfahrungen sammeln

Bewegung

- auf Bäume klettern
- schnell laufen
- sich verstecken
- einen großen Riesen spielen oder einen kleinen Zwergnasen
- Trampolin springen

Wahrnehmung fördern

- Seifenblasen
- im Sand spielen
- kneten
- Eis essen
- Teig aus der Schüssel schlecken
- mit Igelbällen massieren

In Beziehung treten

- kuscheln
- Brettspiele spielen
- streiten
- sich versöhnen
- über die Haare wuscheln

Die sexuellen Basiskompetenzen

Das, was Kinder von Beginn an in ihrer Lustfähigkeit erlernen, sind die sogenannten sexuellen Basiskompetenzen, die sich aus dem Sexocorporel-Konzept von Jean-Yves Desjardins ableiten.[8] Im Alter zwischen null und zehn Jahren werden diese Basiskompetenzen gelegt und gefestigt. Das bedeutet aber nicht, dass sie ab dann in Stein gemeißelt sind. Sie können später immer wieder erweitert werden. Aber wie bei Glaubenssätzen oder antrainierten Gewohnheiten gilt: Dieser Prozess dauert dann um einiges länger.

Die sexuellen Basiskompetenzen fördern die sexuelle Identität. Das heißt, wie ein Kind die Umwelt wahrnimmt, sich selbst und die Beziehung zu anderen, hat Einfluss auf seine sexuelle Weiterentwicklung. Im besten Fall unterstützen die sexuellen Basiskompetenzen die Weiterentwicklung positiv und sind die beste Prävention, z.B. gegen übermäßigen Pornokonsum, ungewollte Schwangerschaften oder grenzüberschreitendes Verhalten.

Glaubenssätze

Kinder zwischen null und sechs Jahren lernen am meisten über körperliche Kompetenzen, die Wahrnehmungskompetenz und die Beziehungsebene. Was genau das im Detail ist, erkläre ich dir gleich, wenn wir uns mit den vier sexuellen Basiskompetenzen befassen. Danach kommt zunehmend die kognitive Ebene hinzu, wenn die Hirnentwicklung weiter fortgeschritten ist und Kinder komplexere Sachverhalte besser erfassen können. Bis dahin übernehmen Kinder die Moralvorstellungen der Eltern. Und es kann sein, dass Kinder das auch später noch machen, um geliebt zu werden. Es geht dann also nicht um die kognitive, sondern um die Beziehungsebene. Diese Moralvorstellungen verinnerlicht das Kind als Glaubenssätze – und die können uns ein Leben lang beeinflussen.

Ein Beispiel: Ein kleines Kind wird gewickelt und dabei von Kopf bis Fuß mit einer gut riechenden Creme eingeschmiert. Dazu passend benennen die Eltern seine Körperteile: »Zuerst schmieren wir deine Brust gut ein. Und dann gehen wir Richtung Bauchnabel und Bauch. Hier wird auch ganz, ganz gut eingeschmiert. Und dann cremen wir noch den Po ein. Die Beine von oben bis unten und die Knie. Und dann deine Füße, den kleinen Zeh, den großen und den mittleren …« Aber das »da unten«, das wird nicht benannt. Und das Kind speichert ab: »Darüber wird nicht gesprochen. Dafür gibt es keinen Begriff.«

Ein anderes Beispiel: Ein etwas älteres Kind rennt mit der Windel durch die Wohnung und findet es spannend, mit dem eigenen Genital zu spielen. Deswegen schiebt es andauernd seine Hand in die Windel. Von seinen Eltern bekommt es zu hören: »Pfui, mach die Hand da raus. Das ist eklig. Das macht man nicht!« Und das Kind speichert ab: »OK, da darf ich mich nicht anfassen. Da reagieren die Erwachsenen nicht so positiv darauf. Ich habe etwas falsch gemacht.«

Für Kinder sind solche Momente mit ambivalenten Gefühlen verbunden, da sie einerseits – wie im zweiten Beispiel – das Kribbeln im Genital spüren, das sich wundervoll anfühlt, parallel dazu aber eine negative Rückmeldung von ihren Bezugspersonen erhalten. Sie beginnen, Scham für etwas zu empfinden, das ihnen Lust bereitet. Und es können sich im Zuge dessen negative Glaubenssätze entwickeln, die nachhaltigen Einfluss auf den Selbstwert des Kindes haben, z.B.:

- Ich kann meinen Gefühlen nicht trauen.
- Ich kann nicht einschätzen, was gut für mich ist.
- Ich habe es nicht verdient, etwas Gutes zu spüren.
- Mein Körper ist eklig.

Um solchen negativen Glaubenssätzen entgegenzuwirken, ist es wichtig, die vier sexuellen Basiskompetenzen zu stärken, um die es im Folgenden geht. Und das könnte man in unserem Beispiel auf diese Weise tun: »Willst du wickeln gehen, weil eine Windel voll ist?« Oder man gibt bewusst die Information zurück: »Ich sehe, das fühlt sich gut an für dich! Aber bitte, wasch dir danach die Hände vor dem Essen.«

Viele Kinder wetzen sich auch gerne auf einem Sessel herum, reiben ihr Genital an der Polsterung, weil sie dies angenehm finden und sie dabei den Körper an- und entspannen können. Schon ein kleines Baby spürt, dass es sich durch An- und Entspannung beruhigen kann. Vielleicht kennst du das, wenn Kinder, die sich unwohl fühlen, ihren ganzen Körper ganz fest anspannen und sich ganz fest strecken? Daraufhin folgt die Entspannung.

Diese Handlungen zu unterbinden, indem man dem Kind sagt, so was mache man nicht, das sei schlecht oder nicht OK, obwohl das Kind spürt, dass es ihm guttut, führt zu den oben genannten Glaubenssätzen. Es wäre hier hilfreicher, dem Kind zu erklären, wo und in welcher Situation es unangebracht ist, sich an den Genitalien anzufassen, z. B. weil es andere damit stören und deren Grenzen überschreiten würde. Bietet ihm stattdessen einen Raum dafür an. So lernt es die sozialen Regeln, ohne für seine positiven Gefühle gemaßregelt zu werden.

Ich möchte hier also noch einmal betonen: Sexualität ist von Geburt an gegeben. Sexuelle Entwicklung beginnt bereits im Mutterleib und instinktiv »weiß« ein Baby, was seinem Körper und seinem Geist guttut. Wir alle, so auch unsere Kinder, sind sexuelle Wesen und Sexualität gehört zu unseren Grundbedürfnissen.

Die körperliche Kompetenz

Die körperliche Kompetenz meint die Fähigkeit, den Körper als Instrument wahrzunehmen, mit dem wir uns durch die Welt bewegen können und mit dem wir aufgrund unseres vegetativen Nervensystems dazu in der Lage sind, unterschiedliche Reize wahrzunehmen. Wenn motorische und sensorische Reize wiederholt werden, kann sich unsere Wahrnehmungsfähigkeit weiterentwickeln.

In den ersten Lebensjahren lernen wir außerdem, die eigenen Körpergrenzen wahrzunehmen. Das bedeutet, dass man weiß, wo der eigene Körper anfängt und wo er aufhört. Wenn wir wissen, wo unsere Körpergrenzen liegen, können wir auch die Grenzen anderer spüren. Wenn diese Spürfähigkeit noch nicht ausgebildet ist, lernen Kinder oft von ihrem Umfeld, wie viel Nähe und Distanz in welchen Situationen angebracht ist. Sinnvoller als das Verinnerlichen von Regeln und Normen ist aber natürlich, die Wahrnehmung der Kinder zu fördern, damit sie die sexuellen Basiskompetenzen erlernen.

Durch Singen, Schreien und andere Laute wird zudem die Tiefenatmung gefördert. Diese ist wesentlich, um den Körper und die Emotionen bewusst regulieren zu können und in eine

Entspannung zu bringen. Vermutlich denkt niemand bei Kindern, die schreiend herumspringen oder laut singen, an Sexuelle Bildung. Doch genau hierbei wird die körperliche Kompetenz von Kindern gestärkt. Und wir können als Eltern dafür sorgen, dass unsere Kinder das erproben dürfen.

Um körperliche Kompetenzen in Bezug auf die Genitalien zu erlangen, müssen die eigenen Genitalien berührt werden. Kinder mit Penis haben einen Riesenvorteil, weil sie, wenn sie auf die Toilette gehen, meistens auch ihren Penis halten und dadurch ein Gefühl für ihr eigenes Genital bekommen. Wir sollten in diesem Sinne auch Kinder mit Vulva dazu ermutigen: »Du, wenn du aufs Klo gehst, kannst du dich auch an deiner Vulva anfassen!«

Denn das Berühren – natürlich nicht nur der Geschlechtsorgane, sondern des ganzen Körpers – fördert unsere Wahrnehmung und unsere Beweglichkeit. Wenn wir flexibel sind und gelenkig, dann können wir mit unseren Körpern viel mehr machen. Rückenschmerzen oder schlechte Dehnbarkeit halten uns davon ab, auf Bäume zu klettern, ausgelassen zu tanzen oder in den See zu springen.

Berührungen als lustvoll zu erleben, ist auch später im Erwachsenenalter hilfreich, um eine erfüllte Sexualität zu leben. Für Kinder und Erwachsene gilt: Wer seinen Körper kennt, dem fällt ein wertschätzender Umgang damit leichter. Selbstakzeptanz und Selbstliebe werden also auf diese Weise gestärkt. Und die Zufriedenheit mit sich selbst und das Wertschätzen des eigenen Körpers, genauso wie er gerade ist, kann dazu beitragen, sich wohler zu fühlen und die eigenen Bedürfnisse ernst zu nehmen und sich dafür starkzumachen.

Wenn ein Kind sich nicht berühren darf oder dabei Scham empfindet, im schlimmsten Fall vom eigenen Genital angeekelt ist, dann führt das häufig zur Ablehnung des eigenen Körpers. Das Gegenteil von dem, was wir uns für unsere Kinder wünschen: Selbstannahme und Selbstliebe. Kommt dein Kind also zu dir und erzählt dir, dass es seine Vulva berührt hat, kommentiere das nicht mit »Iih!« oder »Geh sofort die Hände waschen und fasse ja nichts anderes an!« und setze kein entsetztes oder beschämtes Gesicht auf, sondern sage ganz normal: »Oh, echt? Und wie hat es sich angefühlt?«

Das Kind lernt so, dass es ganz und gar nichts Abnormales ist, sich zu berühren. Im Gegenteil, es ist ganz natürlich. Es darf sich dort anfassen, wo es ihm gefällt, und darüber sprechen, wenn es das möchte. Das bedeutet Selbstannahme und Selbstliebe. Und so müsste es nicht erst im Alter von dreißig Jahren lernen, sich zu berühren, sondern würde bereits so aufwachsen. Würdest du dir das nicht für dein Kind wünschen?

Sich selbst wertzuschätzen, sich zu mögen, als wertvoll zu erachten und gut auf sich aufzupassen – das beschäftigt uns ein Leben lang. Auch wir Erwachsene müssen hier immer wieder an uns arbeiten. Wir müssen diese Selbstliebe erhalten oder wiederfinden, wenn sie uns verloren gegangen ist. Was dabei hilft, ist eine differenzierte Körperwahrnehmung. Und die kannst du gemeinsam mit deinem Kind üben.

Übung: Igelball-Massage

Nimm einen Igelball zur Hand und lege ihn vor dich. Berühre den Ball zunächst sanft mit der flachen Hand. Spüre, wie sich das anfühlt. Nun kannst du den Druck auf den Ball etwas erhöhen. Spüre wieder in dich hinein: Was verändert sich dadurch? Nun rolle den Ball über deine ganze Handfläche. Vom Handgelenk bis zu jedem einzelnen Finger. Und wie ist es, wenn du das mal mit deinem Handrücken versuchst? Jetzt darf auch deine andere Hand das mal ausprobieren. Vielleicht haben auch deine Füße Lust auf eine Massage mit dem Igelball. Dazu kannst du dich auch auf den Rücken legen und versuchen, den Ball eine Wand hochzurollen – nur mit deinen Füßen. Auch dein Rücken freut sich über eine Massage. Lege den Igelball dazu zwischen Wand und Rücken und bewege dich nun auf und ab. Schaffst du es, dass der Ball nicht herunterfällt? Vielleicht hilft dir das Bild von einem großen Bären, der sich an einem Baumstamm kratzt. Du kannst auch einmal versuchen, mit deinem Rücken und dem Igelball eine Acht an die Wand zu »malen«. Vielleicht musst du dafür in die Knie gehen und dein Becken bewegen oder dich auf die Zehenspitzen stellen. Wenn du allein schon ein Profi mit dem Igelball bist, kannst du versuchen, jemand anderen mit dem Igelball zu massieren. Und fallen dir noch andere Bewegungen mit dem Igelball ein? Dann nichts wie los!

Ein weiterer Aspekt, der beim Erlangen von körperlicher Kompetenz eine wichtige Rolle spielt, ist das Nachahmen. Kinder schauen sich ab, wie Menschen sich bewegen. Erwachsene, die sie umgeben, und auch Menschen, die ihnen in den Medien präsentiert werden, sind ihre Vorbilder. Und dass Kinder sich an ihnen orientieren, ist ganz normal. Sie sind soziale Wesen und ein soziales Umfeld zu haben, ist eines ihrer Grundbedürfnisse. Sie möchten dazugehören und ihren Platz in der Gesellschaft finden.

Von dem, was ihre Eltern ihnen also vorleben, aber auch durch das, was sie in ihrem Umfeld und in der Werbung entdecken, werden Kinder geprägt.

Problematisch wird es, wenn sich dabei geschlechtsstereotype Vorstellungen entwickeln und dann festigen: Das Wackeln des Hinterns ist »natürlich« nur bei Frauen OK. Fließende und runde Bewegungen sind schon bei Mädchen ausgesprochen süß, ebenso wie ihr anziehendes Lächeln und ihr Augenaufschlag. Jungen sollen laut sein und kraftvoll und Männer laufen besser mit breiten Beinen und fläzen sich raumeinnehmend hin.

Diese geschlechtsstereotypen Vorstellungen sind deshalb problematisch, weil sie uns in unserer Beweglichkeit und in unserer körperlichen Kompetenz einschränken. So wird z. B. bei Kindern mit Penis in der Kleidungsproduktion auf genügend Bewegungsfreiheit geachtet, während bei typischer »Mädchenkleidung« der Fokus auf einer betonten Taille, bauchfreien Tops und rosafarbenem Stoff liegt. Wie sollen sie sich darin frei bewegen können? Genauso beim Spielzeug: Technisches für die Jungen und süßes Spielzeug für die Mädchen.[9]

Du warst bestimmt schon einmal in einem Spielzeugladen, in dem du schon von Weitem die »Mädchenabteilung« erkannt hast: Viel Rosa, Glitzer und allerhand Puppen. In der »Jungsabteilung« dominieren hingegen meist gedecktere Farben: viele Blautöne, Grau und Schwarz. Und es gibt Spielzeug, das die Geschicklichkeit fördert und Stärke ausstrahlt: Drachenkämpfer, Ritter oder Feuerwehrmänner.

Wenn wir Kinder hier fördern wollen, können wir sie dazu einladen, diese Vorstellungen einmal umzudrehen, z. B. rumzulaufen wie ein Cowboy oder ein Topmodel. Wie fühlt sich das an? Was macht es mit der eigenen Stimmung? Wir können außerdem darauf achten, dass unsere Kinder Kleidung tragen dürfen, in der sie sich frei bewegen können und wohlfühlen. Bunte Nägel sind zudem für viele Kinder ein Traum und auch da sollte es ganz egal sein, welche Genitalien ein Kind hat.

Zur körperlichen Kompetenz gehören auch das Modulieren und Regulieren unserer Gefühle. Das funktioniert über die Atmung, über Spannung und Entspannung. Nehmen wir die Freude: Wenn Kinder sich freuen, strahlt oft nicht nur ihr Gesicht, sondern sie freuen sich mit dem ganzen Körper: Sie jubeln, fallen auf die Knie, schreien richtig laut und sind ganz außer Atem. Sie fangen an, zu lachen oder zu springen. Das ist ein Ausdruck von Freude, den wir im Zuge des Erwachsenwerdens oft wieder verlernen.

Dasselbe gilt für die Wut: Sie zeigt sich durch eine massive Muskelanspannung. Viele ballen ihre Fäuste, ziehen ihre Augenbrauen zusammen, spannen den Kiefer an und atmen gepresst. Und wenn du traurig bist, kommen dir vielleicht die Tränen? Und wenn du aufgeregt bist, wird dir übel und du bekommst Durchfall? Das sind alles körperliche Reaktionen auf Gefühle. Und schon unser Gesichtsausdruck verrät, wie wir uns fühlen, ohne dass wir darauf Einfluss haben.[10]

Wenn Kinder lernen, wie ihr Körper bei bestimmten Gefühlen reagiert, können sie lernen, sich zu regulieren, ihre Triggerpunkte und ihr Verhalten besser einzuschätzen. Denn die Verbindung zwischen unserem Körper und unseren Gefühlen ist stark und beeinflussbar: Wenn wir einen miesen Tag haben, können wir uns ganz bewusst aufrichten, Spannung aus dem Körper fließen lassen, uns ausschütteln oder »fake« lächeln. Unser Körper wirkt auf unsere Gefühle und umgekehrt.

Durch das Definieren dieser Gefühle seitens der Eltern können Kinder besser ihre Gefühle deuten und so Empathie erlernen. Also: Benenne das Gefühl, das du bei deinem Kind beobachtest, so lernt es, dieses Gefühl in Worte zu fassen. Und zeige deinem Kind ruhig auch deine Gefühle und nenne sie beim Namen, so lernt es, dass auch du Gefühle hast und sie zeigst.

Übung: Gefühlepantomime

Spiele deinem Kind ein Gefühl vor. Dein Kind darf erraten, was es ist. Natürlich könnt ihr euch dabei abwechseln. Nehmt den ganzen Körper und die Stimme dabei zur Hilfe. Wie geht oder bewegt sich jemand, der gerade wütend ist oder sehr aufgeregt? Wie könnte sich der Riese aus der Lieblingsgeschichte bewegen, oder die Zauberschülerin, die sich aus dem Unterricht schleicht?

Um die Schwierigkeit zu steigern, könnt ihr versuchen, das Gefühl ohne Geräusche zu erraten oder sogar nur noch anhand des Gesichtsausdrucks. Am schwierigsten ist es, wenn ihr versucht, das Gefühl nur über die Augen zu erkennen. Gelingt es euch?

Wenn dein Kind Gefallen am Theaterspielen findet, dann ist vielleicht eine theaterpädagogische Gruppe in deiner Nähe eine tolle Möglichkeit, um die sexuellen Basiskompetenzen, aber auch die Fantasie deines Kindes zu fördern.

Ein letzter Aspekt, der das Erlernen der körperlichen Kompetenz so wichtig macht, ist die Stabilität und Identität in Bezug auf das eigene Geschlecht. Und damit sind alle gemeint: Mädchen und Jungen, intergeschlechtliche, nicht-binäre Menschen und trans-Personen. Es geht darum, einen Bezug zum eigenen Körper und damit zu den eigenen Genitalien zu haben, egal wie sie aussehen, sie als etwas Wertvolles anzusehen und als etwas, das zu einem gehört, das Teil des Selbst ist. Die Kraft und die innere Stärke, die diese positive Wahrnehmung des eigenen Körpers entwickeln kann, ist unglaublich hilfreich – ein Leben lang.

Ganz wichtig: Es geht hierbei nicht um das Aussehen, um die Annahme des Äußeren. Sondern es geht darum, zu spüren, wie sich der Körper und die Genitalien anfühlen. Man kann sich selbst nicht schön finden, sich selbst nicht gern im Spiegel betrachten, aber mit Spürübungen dennoch mehr zu sich selbst finden, sich selbst näherkommen. Denn durch das Wahrnehmen des eigenen Körpers nimmt die Bewertung des Äußeren ab. So kommt man aus dem Kopf heraus und ins Spüren hinein: »Ich beginne, das Kribbeln zu spüren, ein Wohlbefinden zu fühlen, **mich** zu fühlen.«

Übung: Wiesenbaden

Geht gemeinsam barfuß auf eine Wiese und spürt in euch hinein: Was kannst du wahrnehmen? Vielleicht spürst du das nasse Gras unter deinen Füßen, die warme Sonne auf der Haut oder den zischenden Wind in deinen Haaren. Wie fühlt sich das an? Was kannst du mit deinem Körper wahrnehmen und fühlen? Wie ist der Boden? Weich, hart, kratzig oder ganz sanft? Wo spürst du den Wind auf deiner Haut? Wo die Sonnenstrahlen? Was kannst du riechen oder auch schmecken? Was hörst du? Vielleicht das Summen der Hummeln oder das Zwitschern der Vögel?

Sei ganz offen. Versuche, dir für alle Sinneswahrnehmungen Zeit zu lassen, und lass dich von der Natur und dem, was du zusammen mit deinem Kind alles entdecken und spüren kannst, überraschen.

Die emotionale Kompetenz

Sie meint die Fähigkeit, differenziertes Wissen über die eigenen Emotionen zu besitzen. Das bedeutet, dass man auf die Frage »Hey, wie geht es dir?« nicht nur »gut« oder »schlecht« antworten kann, sondern eine breite Palette von Gefühlen kennt und benennen kann, die man körperlich spürt. Diese Gefühle lernen Kinder, bei sich, aber auch bei anderen wahrzunehmen. Sie lernen, diese zu beschreiben und anhand von Körperhaltung und Mimik abzulesen, wie es einer anderen Person gerade geht.

Und da sind wir als Erwachsene gefragt. Es ist wichtig, dass wir selbst unsere Gefühle gegenüber dem Kind benennen können, z. B.: »Du, mir geht's nicht so gut. Ich bin gerade richtig wütend, weil da hat mich jemand richtig geärgert …« Wir müssen, wie bereits erwähnt, Vorbilder sein, damit unsere Kinder die ganze Vielfalt von Gefühlen wahrzunehmen lernen – auch in ihrer Ambivalenz. D. h. wir müssen unseren Kindern auch mitgeben, dass sich Dinge manchmal sehr gut anfühlen können und gleichzeitig irgendwie komisch. Dass ein Gefühl nicht immer ganz eindeutig ist. Und dass das auch völlig in Ordnung ist, selbst wenn man es im ersten Moment nicht versteht.

Eltern sollten ihren Kindern nicht nur Gefühle vorleben und sie benennen, sondern ihnen auch zeigen, dass man Gefühle anderer respektieren muss. Ein Beispiel: Dein vierjähriges Kind möchte sich an deine Brust kuscheln und zieht wiederholt dein Shirt nach oben. Für dich fühlt es sich – in der Öffentlichkeit – nicht gut an, darum lässt du es nicht zu. Daraufhin beginnt dein Kind, laut zu schreien und zu strampeln, wirft sich auf den Boden und regt sich auf. Schließlich will es doch so gerne kuscheln.

Nun kannst du sagen: »Ich sehe, du bist sehr wütend und ich verstehe das. Es ist total in Ordnung, aber ich möchte jetzt nicht, dass du mein Shirt nach oben ziehst. Stattdessen könnten wir aber kuscheln – oder ich nehme dich huckepack?« Du kannst also, nach dem Gleichwertigkeitsprinzip, eine andere Möglichkeit der Nähe anbieten und deinem Kind im Anschluss deine Gründe (soziale Regeln, Moralvorstellungen, deine eigenen Körpergrenzen usw.) erklären.

Auch wenn dein Kind vielleicht nicht sofort aufhören wird zu schreien (Hier-und-Jetzt-Prinzip), ist es trotzdem sinnvoll, die Emotion dem Kind gegenüber rückzumelden und sie dabei nicht zu bewerten: »Ich habe deine Wut gesehen, ich habe sie wahrgenommen.« Das klingt einfacher, als es im Alltag meistens ist, aber Sätze wie »Du bist so ein schlimmes Kind!« oder »Jetzt hör auf, das ist schlecht!« oder »Es ist peinlich …« machen es nicht besser und lassen dein Kind selten schneller mit dem Schreien aufhören. Abgesehen davon lernt dein Kind so nicht, wie es emotionale Kompetenz erlangen kann.[11]

Es ist also wichtig, das eigene Wahrnehmen-Können von Emotionen Kindern gegenüber zu zeigen, z. B. dass ich jetzt gerade enttäuscht bin, dass ich überrascht bin, dass ich ganz bei mir, in meinem Körper, bin oder dass andere Menschen in mir Emotionen auslösen. Es ist ohne Frage nicht immer leicht, sein Kind ruhig und gelassen zu begleiten. Man ist nicht immer guter Laune, man schafft es nicht immer, sich selbst zu regulieren und bei sich zu bleiben. Und ich möchte dir hier kein schlechtes Gewissen machen, das machst du dir vermutlich selbst oft genug. Wir alle sind Menschen und es ist OK, Fehler zu machen. Wichtig ist nur, sich dieser Fehler bewusst zu werden, daran zu arbeiten und es vielleicht immer öfter »besser« zu machen.

Wenn Kinder lernen, ihre Gefühle zu benennen und einzuordnen, können sie sie auch leichter regulieren. Dazu müssen sie aber ihre Gefühle zuerst körperlich ausdrücken dürfen. Wenn sie anschließend zusammen mit den Eltern oder Bezugspersonen eingeordnet und benannt werden, erfahren sie, dass sie über ihren Körper Einfluss auf ihre Gefühlswelt nehmen können und umgekehrt. Das führt zu einer Erweiterung der Modulationsfähigkeit.

Regulationsfähigkeit ist etwas, das viele Menschen auch im Erwachsenenalter noch nicht gelernt haben. Jede*r von uns kennt vermutlich eine*n Choleriker*in, einen Menschen, der bei der geringsten Kleinigkeit sofort aus der Haut fährt. Wenn man schnell aus der Haut fährt, kann es ein Anzeichen dafür sein, dass man eine hohe körperliche Anspannung hat.

Bleiben wir bei der Wut. Wie wäre es, Wege zu finden, unsere Emotionen rauszulassen, ihnen Beachtung zu schenken, nicht nur das Negative zu sehen, sondern sie als Wegweiser zu verstehen? Die Wut zeigt mir, dass eine Situation für mich gerade nicht passt, dass ich mich nicht wohlfühle. Und wenn ich die Wut als Navigator betrachte, schlucke ich sie nicht einfach herunter und laufe Gefahr, dass sie sich immer weiter steigert, sondern ich lasse sie zu. Und damit kann ich vielleicht auch Situationen vermeiden, in denen ich aus der Haut fahre.

Daher ist das Erlernen von Stabilität und Identität in Bezug auf meine eigenen Gefühle und Emotionen so wichtig. Kinder müssen erfahren: Deine Emotionen sind immer deine – und meine Emotionen sind immer meine. Das hilft dabei, bei sich zu bleiben und sich abzugrenzen. Beachte aber, dass es einen Unterschied zwischen Mitgefühl und Mitleid gibt.

Geht es deinem Kind nicht gut, weil es sich mit jemandem gestritten hat, ist es wichtig, dass du empathisch bist, also mit ihm fühlst. Du zeigst also Mitgefühl und kannst dein Kind durch dieses Gefühl begleiten. Du kannst ihm sagen, dass du es verstehst, wie es dir dabei gehen würde, und du kannst Möglichkeiten aufzeigen, mit der Situation umzugehen. Es braucht nicht immer Ratschläge und Lösungsvorschläge. Das Mitfühlen und Begleiten der Gefühle deines Kindes ist das, was es braucht. Lösungen findet es oftmals ganz von selbst.

Leidest du allerdings mit deinem Kind mit, kann es schnell passieren, dass du sein Gefühl auf dich überträgst. Und dann bist du mit deinem Gefühl mehr beschäftigt als mit seinem, du steigerst dich womöglich hinein und die Situation schaukelt sich hoch. Vielleicht beginnst du, mit der Kindergärtnerin oder dem Lehrer zu diskutieren – und verlierst dabei dein Kind aus dem Blick. Es bleibt mit seinem Gefühl allein, weil du so sehr mit deinem beschäftigt bist. Natürlich gibt es Situationen, bei denen wir Erwachsene andere einschalten müssen (z. B. Mobbing). Aber auch da gilt: Achte darauf, dass du zuerst dein Kind beruhigst und es in all seinen Gefühlen begleitest.

Die soziale Kompetenz

Bei der dritten Kompetenz, der sozialen Kompetenz, ist das Erlernen von Konfliktlösungsstrategien, sozialen Regeln und sogenannten Verführungskompetenzen zentral. Beginnen wir mit den Konfliktlösungsstrategien. Sie sind elementar für das menschliche Zusammenleben, für ein friedliches Miteinander. Und das betrifft natürlich auch den Bereich der Sexualität. Daher ist es sinnvoll zu wissen, wie man gewaltfrei, z. B. über Sprache, Konflikte lösen kann.

Jede*r von uns hat bereits Streitereien erlebt. Doch niemand von uns kommt auf die Welt und weiß, wie man mit Konflikten umgeht, sondern wir erlernen den Umgang mit ihnen. Und das beginnt mit Beobachtung. Kinder beobachten ihr Umfeld – ihre Eltern, ihre Freund*innen, Pädagog*innen etc. – dabei, wie es mit Konflikten umgeht. Dabei finden sie u. a. Antworten auf folgende Fragen: Werden Konflikte offen angesprochen? Versucht man, das Gegenüber zu verstehen? Ist man laut und schreit herum? Oder wird geschwiegen, aus Angst vor Konfrontation?

Die Antworten auf diese Fragen prägen den eigenen Umgang mit Konfliktsituationen. Eltern und Bezugspersonen haben hier also eine wichtige Vorbildfunktion. Konflikte in einer Art und Weise zu lösen, die den eigenen Bedürfnissen gerecht wird und in einem gesellschaftlich akzeptierten und sozialverträglichen Rahmen stattfindet, ist sehr hilfreich im Laufe des Lebens. Und das gilt natürlich auch für die Sexualität.

Apropos gesellschaftlich akzeptiert und sozialverträglich: Ein weiterer wichtiger Aspekt der sozialen Kompetenz ist das Erlernen von gesellschaftlichen Regeln in Bezug auf Sexualität.

Grundsätzlich ist es gut, wenn Kinder sich selbst berühren und das genießen. Doch gleichzeitig müssen sie auch darin begleitet werden, die sozialen Regeln unseres Zusammenlebens zu verinnerlichen.

Ein Beispiel: Ein Kind legt sich auf dem Spielplatz auf die Wiese und fängt an, sich selbst zu befriedigen. Das ist kein problematisches Verhalten, aber es ist in diesem Rahmen nicht gesellschaftlich akzeptiert. Zumindest wird es nicht gerne gesehen, weil unsere sozialen Normen besagen: »Sexualität ist etwas, das zu Hause – privat – ausgelebt wird.« Eine Möglichkeit wäre, zu dem Kind hinzugehen und zu sagen: »Hör auf damit! Das macht man nicht!« Doch wie wir schon wissen, vermittelt das ein negatives Bild von Sexualität und behindert die Selbstakzeptanz. Besser wäre also: »Ich merke, das gefällt dir gerade, es tut dir gut und das ist schön. Aber der Spielplatz hier ist nicht der richtige Ort dafür. Das kannst du machen, wenn du allein bist. Vielleicht zu Hause in deinem Zimmer oder unter der Dusche oder auf dem Klo. Irgendwo, wo du deine Ruhe hast.« Diese Klarheit brauchen Kinder von Erwachsenen. Und diese Regeln müssen wiederholt werden, bis sie verinnerlicht wurden.

Ein anderes Thema: Der Umgang mit Nacktheit, der sich von Familie zu Familie unterscheidet– je nachdem, wie die Eltern aufgewachsen sind bzw. sich ausleben. Es gibt Familien, die sich niemals nackt sehen, deren Türen immer verschlossen bleiben, wenn sie duschen oder sich umziehen. Es kann sein, dass ein Mensch nie Berührungspunkte mit Nacktheit hatte, während es in anderen Familien wiederum völlig normal ist, dass man z. B. nach dem Duschen nackt ins Schlafzimmer läuft und sich dort erst umzieht oder auch mal nackt baden geht oder die Klotür offensteht. Manche Eltern sitzen gemeinsam mit ihren kleinen Kindern in der

Badewanne oder lassen Geschwister zusammen baden. Andere würden das hingegen nie tun. Und es kann bei einem Elternpaar zum Problem werden, wenn sich ihr Umgang mit Nacktheit stark unterscheidet.

Ein Beispiel aus dem Kindergarten: Zwei Kindergartenpädagoginnen arbeiten zusammen. Die eine ist sehr locker und frei aufgewachsen. Nacktheit war ganz normal in ihrer Familie. In der Familie der anderen Pädagogin war Nacktheit hingegen ein absolutes Tabu. Nun berichtet ein Kind den beiden freudestrahlend: »Ich habe letztes Wochenende mit Papa gemeinsam in der Badewanne gesessen und hab da gesehen, dass der so was Komisches zwischen den Beinen hat.« Die eine denkt wahrscheinlich: »OK. Das Kind hat jetzt herausgefunden, dass es unterschiedliche Genitalien gibt.« Der anderen Pädagogin bereitet die Erzählung vielleicht Sorge: »Puh, das klingt aber nicht normal. Ob das Kind das wohl freiwillig macht? Was denken sich die Eltern da bloß?«

Die eigene Sozialisation spielt also eine entscheidende Rolle, wenn es um das Einschätzen einer Situation geht. In vielen Fällen gehen wir einfach von unserer Vorstellung von »Normalität« aus. Darüber nachzudenken, ist also wichtig. Und damit beginnen wir oft erst, wenn wir bemerken, dass jemand dieselbe Situation anders wahrnimmt als wir. Dann wird um die Frage »Was ist denn nun normal?« gestritten. Dieses komplexe Wissen – und die Ambivalenzen – in Bezug auf gesellschaftliche Regeln, die unsere Sexualität betreffen, müssen wir Kinder lehren. Und das braucht Zeit und Wiederholung. So wie das Essen mit der Gabel.

Ein dritter wichtiger Aspekt ist die Verführungskompetenz. Bei diesem Begriff schauen mich die meisten Eltern erst einmal skeptisch an. Mit »Verführung« verhält es sich ähnlich wie mit dem

Begriff der Lust: Erwachsene assoziieren ihn meist ausschließlich mit Sex. Leider ist Verführung oft auch negativ konnotiert, z.B. wenn ein Mensch zu etwas überredet wird, was er nicht möchte. Verführung im positiven Sinne meint aber sehr viel mehr, als einen Menschen für ein gemeinsames sexuelles Projekt zu begeistern.

Lass es mich an einem Beispiel deutlich machen, das du mit Sicherheit kennst: Du gehst mit deinem Kind an einer Eisdiele vorbei und es bleibt stehen, zieht an deiner Hand und sagt: »Darf ich eine Kugel Eis haben? Bitte, bitte, bitte, bitte, bitte!« Und diese Bitte wird mit einem Augenaufschlag untermalt, der es dir unmöglich macht, dich nicht erweichen zu lassen. Dein Kind hat so erreicht, was es möchte.

Ganz egal, ob die Verführungskompetenz bei deinem Kind so aussieht oder anders: Kinder versuchen herauszufinden, wie sie das bekommen, was sie sich wünschen. Und das testen sie aus. Was zieht bei den Erwachsenen? Was kommt gut an? Wie schafft man es, dass die Menschen aus dem Umfeld die eigenen Bedürfnisse erfüllen? Verführungskompetenz meint also, dass ich jemanden dazu bewegen kann, etwas zu tun, das ich möchte – ohne dass der andere sich manipuliert fühlt.

Was passiert aber bei einem Kind, dessen Verführungsversuche immer scheitern? Wenn es jedes Mal zu hören bekommt: »Nein, du kriegst jetzt kein Eis. Hör auf zu betteln. Du brauchst gar nicht so lieb zu schauen. Das ist nervig. Hör auf damit!« Dann wird es ziemlich schnell herausfinden, dass es mit liebem Augenaufschlag und süßer Stimme und Bitte sagen nicht funktioniert. Und dann kann es passieren, dass das Kind eine neue Strategie heranzieht: sich auf den Boden werfen und mit den Fäusten so wild trommeln, dass alle Leute schauen.

Das ist allerdings keine schlaue Taktik oder böswillige Absicht, die das Kind bewusst einsetzt, um die eigenen Eltern bloßzustellen. Es ist vielmehr überlebenswichtig, zu versuchen, seine Bedürfnisse zu stillen. Und das Kind muss lernen, dass es eine funktionierende Strategie gibt, die es in solch einem Fall einsetzen kann. Und das kann man vor der Eisdiele eben prima üben.

Insofern kann es hilfreich sein, nicht immer völlig konsequent zu sein, sondern Kindern hin und wieder etwas zu gewähren. Oder zumindest ihre Bedürfnisse anzuerkennen und die eigenen Handlungen zu begründen: »Boah, ich merke gerade, ich würde dir jetzt so gerne ein Eis kaufen. Aber du hast heute schon Kuchen gehabt und das war genug für heute.«

Die kognitive Kompetenz

Neben der sozialen Kompetenz, der emotionalen Kompetenz und der körperlichen Kompetenz gibt es die kognitive Kompetenz. Dabei geht es nicht nur um die Benennung von Genitalien und Wissen über Verhütung sowie sexuell übertragbare Infektionen, sondern z. B. auch darum, wie Organe funktionieren. Es geht um die Entstehung von Kindern, den Geburtsvorgang, Homosexualität, Selbstbefriedigung u. v. m. Es zählen Fragen dazu wie: Warum gibt es körperliche Veränderungen, wie z. B. die Pubertät oder die Wechseljahre? Was verändert sich dann im Körper? Wie läuft eine hormonelle Umstellung ab? Was ist eine »normale« sexuelle Entwicklung?

Kinderbücher

Wenn Kindern Bücher über den Körper und die Sexualität zugänglich sind, symbolisiert das meist einen offenen Umgang mit dem Thema. Es ist also ein guter Anfang, wenn Eltern auch Kinderbücher, die Sexualität aufgreifen, ins Regal stellen. So wird dem Kind signalisiert: »Das könnte dich interessieren« oder »Wir wissen, dass du das interessant findest. Du darfst dich darüber informieren.«
Ein Tipp: Lies die Bücher vorher selbst immer ganz durch, um sicherzugehen, dass der Text für dich angemessen formuliert ist – und die Abbildungen geeignet sind.

Im Wesentlichen geht es bei der Erlangung der kognitiven Kompetenz darum, die Autonomie von Kindern zu fördern. Wissen macht unabhängig, es gibt dem Kind Entscheidungsmöglichkeiten und damit Entscheidungsmacht. Und deshalb ist Wissen auch Schutz. Was können wir Erwachsene also tun, um die kognitive Kompetenz zu fördern? Ich erlebe es im Kindergarten immer wieder, dass Kinder schon selbstständig ihre Schnürsenkel binden können, sich aber noch nicht den Po abwischen dürfen. Ja, »dürfen«. Häufig wird ihnen etwas Komplexes wie Schnürsenkel binden eher zugetraut, als achtsam mit ihrem eigenen Körper umzugehen. Kinder sollten selbstverständlich immer unterstützt werden, wenn sie unsere Unterstützung benötigen. Wir sollten sie aber stets dazu ermutigen, selbstständig zu handeln.

Das kann ich als Elternteil umsetzen, indem ich meinem Schulkind erlaube, mal allein von der Schule nach Hause zu gehen. Indem ich mein Kind selbst entscheiden lasse, was es anziehen möchte (außer natürlich die kurze Hose im Winter) oder was es essen möchte. Ein Kind sollte nicht dazu gezwungen werden, etwas zu probieren, was es ekelt. Denn auch das hat etwas mit dem eigenen Körpergefühl zu tun: Mir etwas zuzuführen, etwas einzunehmen, was ich nicht möchte, bedeutet Zwang. Und das läuft der Förderung von Autonomie zuwider.

Wissen ist das A und O: Das Übermitteln dieses Wissens beginnt damit, in der Interaktion mit dem Baby alle – und ich meine wirklich alle – Körperstellen zu benennen. Dem Kleinkind sollte eine Anleitung für die Körperpflege mit auf den Weg gegeben werden. Und Eltern und Bezugspersonen sollten immer wieder erklären, dass es ganz normal ist, dass der Körper sich mit der Zeit verändert. Gerade dann, wenn sich die Hormone umstellen und Kinder aufgrund des Schweißes beginnen, unangenehm zu riechen. Es ist wichtig, sie anzuleiten. Kindern mit Penis z.B. zu zeigen, dass sie sich unter der Vorhaut waschen müssen, damit sich dort keine Bakterien ansammeln, die zu Entzündungen führen können. Zudem ist es wichtig, die Vorhaut immer wieder zu dehnen, um etwaige Vorhautverengungen zu vermeiden. Junge Menschen mit einer Vulva und Vagina sollten darüber informiert werden, dass ihre Vagina nicht mit Hygieneprodukten wie Duschgels, Seifen o.Ä. in Berührung kommen sollte. Das alles muss erklärt und gezeigt werden und wir Erwachsene müssen dabei stets unsere Unterstützung anbieten – so lange, bis wir feststellen, dass unsere Kinder das schon selbst können.

Ein weiterer Aspekt, um die kognitive Kompetenz zu fördern, liegt in den Beziehungsmöglichkeiten, die wir unseren Kindern bieten. Wir müssen Vertrauen schaffen, um eine offene Gesprächsatmosphäre herzustellen. Und das hängt mit unserem Erziehungsstil zusammen. Vertrauen wird nicht über Verurteilung geschaffen und Bestrafung führt meist nur zu noch mehr Frust und dem Rückzug des Kindes.[12]

Wir sind alle mal wütend und machen Fehler. Und das ist nicht weiter schlimm. Denn Kinder lernen dazu, wenn auch Erwachsene sich mal entschuldigen und sagen: »Da bin ich zu weit gegangen, das tut mir leid, das war nicht in Ordnung. Und du kannst nichts dafür.« Das ist authentisch und gehört zu unseren Gefühlen, zum Menschsein dazu.

Es ist insofern wichtig, in der Erziehung eine offene Grundhaltung zu vermitteln, damit man als Elternteil, auch bei Fragen der Sexualität, Vertrauensperson bleibt: »Egal welchen Blödsinn du machst, egal wie du dich verhältst, wir haben dich immer lieb. Und wenn du es nicht schaffst, dich an die sozialen Regeln zu halten, unterstützen wir dich dabei, dass du sie lernst. Wir schätzen dich genau so, wie du bist!«

Und dieses Grundbedürfnis an Wertschätzung und Akzeptanz, das verschwindet ja nicht nach dem Kindesalter. Das bleibt für immer. Wenn man Kindern von Anfang an mitgibt, dass sie gesehen werden und wir für sie da sind, sind sie später gefestigter – in all ihren Beziehungen zu anderen Menschen.

Auch auf der kognitiven Ebene können wir Kindern etwas mitgeben, um sie in ihrer Identitätsbildung zu unterstützen. Kinder nutzen gerne sogenannte Statusspielchen, um herauszufinden, wie mächtig sie sein können, wie wichtig und wertvoll sie sind. Solche »Spielchen« werden erst dann spannend, wenn die sozialen Regeln verstanden wurden und so ein bewusster Regelbruch eine Aufregung erzeugen kann. Dabei werden Grenzen ausgetestet.

Sie gehören – ob wir wollen oder nicht – zur kindlichen Entwicklung dazu. Ein Beispiel:

»Mama, darf ich noch rausgehen?«

»Nein, es ist schon 17 Uhr.«

»Und wenn ich es trotzdem mache?!«

Man könnte nun drauf einsteigen: »Wehe dir … Was soll denn das jetzt? Wenn ich es sage …«

Oder aber: »Ich habe es dir schon mal erklärt. Die Sonne geht schon unter und ich möchte nicht, dass du im Dunkeln draußen ohne mich herumläufst. Morgen darfst du wieder raus. Und wenn du älter bist, können wir darüber gerne noch mal diskutieren.«

Wichtig ist hierbei, dass man Kindern immer wieder Anerkennung zukommen lässt. Am besten, indem man Situationen schafft, in denen beispielsweise solche positiven Glaubenssätze vermittelt werden: »Ich schätze dich so, wie du bist. Du kannst das schaffen. Du darfst das selbst entscheiden oder bestimmen.« Wenn man auf Statusspielchen einsteigt, mündet das oft in Erpressung, die man dann mit »Ja, weil es so ist!« absägt. Das sollte stets vermieden werden, um das Kind in seiner Entwicklung nicht zu behindern.

Ein weiterer wichtiger Punkt ist die Freiwilligkeit. Diese ist im Kindesalter immer an die kognitiven Fähigkeiten gekoppelt. Das heißt, dass eine Momententscheidung ausschließlich von der Beziehung abhängen kann. Diese Abhängigkeit zeigt sich darin, dass oftmals Werte und Normen der Eltern oder Bezugspersonen übernommen werden, ohne darüber nachzudenken. Denn bis zum Alter von sechs oder sieben Jahren ist das logische Denken bei Kindern noch nicht ausgeprägt.

Kinder spüren ganz schnell, was Erwachsene gerne von ihnen hören – und sie handeln dementsprechend, da sie von deren Wohlwollen abhängig sind. Dies birgt die Gefahr, dass Kinder Dinge tut, die sie nicht möchten. Dann entsteht eine Scheinfreiwilligkeit: Ein Kind überschreitet seine eigenen Grenzen und handelt gegen das eigene Wohlbefinden. Es liegt also in der Verantwortung der Erwachsenen, sich der Abhängigkeit des Kindes bewusst zu sein und damit niemals leichtfertig zu spielen.

Dass wir Kindern kommunizieren, dass Sexualität sich immer gut anfühlen sollte, nicht schmerzhaft sein sollte und dass man darüber reden kann, ist ganz wichtig. Diese Fähigkeit, über Sexualität zu sprechen, gehört ebenso zur kognitiven Kompetenz. Wir sollten als Erwachsene darüber reden können, wenn sich etwas nicht gut anfühlt: »Gerade hatte ich wirklich Lust, aber nun merke ich, dass ich irgendwie doch nicht will.« Das darf ich sagen. Und das fällt den meisten gar nicht so leicht. Aber es ist nun mal so, dass Menschen unterschiedlich Lust empfinden, zu unterschiedlichen Tageszeiten, in unterschiedlichen Situationen. Dass das bei einem Paar wirklich immer treffsicher aufeinanderpasst, ist unrealistisch – und kein Problem, wenn wir darüber sprechen können. Und wenn wir dazu imstande sind, unsere Bedürfnisse zu äußern, können wir auch unsere Kinder dazu anleiten, nach ihren Bedürfnissen zu handeln.

Erregung vs. Erektion

Da es sich bei Erregung und Erektion um zwei eigenständige Vorgänge im Körper handelt, sollten sie auch getrennt voneinander betrachtet werden. Eine Erektion findet auf körperlicher Ebene statt, dabei fließt Blut in die Blutgefäße von Penis und Klitoris. Ein Penis wird infolgedessen steif und eine Klitoris schwillt an. Zudem wird der vaginale Muskelschlauch gut durchblutet und feucht. Es ist ein komplexes Zusammenspielen des Zentralnervensystems. All das kann – ganz ohne Lust oder sexuelle Erregung – vorkommen. Erregung beschreibt hingegen ein genitales Gefühl. Viele Menschen beschreiben es als »Kribbeln« oder »Lust«. Das ist sehr individuell. So wie eine Erektion allein auftreten kann, kommt es auch vor, dass wir erregt sind, aber der Körper nicht »mitmachen« will.[13]

Reflexionsfragen

- Was ist Sex für dich? Wo fängt er an? Wo hört er auf?
- Für wen hast du Sex? Für dich selbst? Für eine andere Person? Oder weil du in einer Beziehung bist und ihr euch gegenseitig etwas Gutes tun wollt?

Es gibt viele Gründe, warum Menschen Sexualität leben oder eben auch nicht. Und jeder Grund ist gut genug und zu respektieren. Wir sind tagtäglich mit Normen, Idealen und Vorstellungen, wie Sex zu sein hat, konfrontiert. Das formt unsere Gesellschaft. Gerade die Pornoindustrie vermittelt in starren Bildern von Geschlecht und Beziehungen, wie wir als Mann oder Frau zu sein haben. Die surrealen Bilder werden als **die** Norm verkauft – und binden uns so einen Sexbären auf … Schwierig, den wieder loszuwerden! Doch mit ehrlichem Interesse und offenem Austausch kann man Kindern und Jugendlichen den Sprung ins Erwachsenwerden und in die erwachsene Sexualität leichter machen. Und am besten beginnt man damit schon auf dem Wickeltisch.

Kurz und bündig

- **Jeder Mensch ist von Geburt an ein sexuelles Wesen und wird mit drei Lustpackerln geboren: oral, anal und genital.**
- **Wenn wir Kindern Erfahrungsräume geben, in denen sie sich selbst lustvoll erleben dürfen, unterstützen wir sie dabei, weitere Lustpackerl zu sammeln.**
- **Es gibt vier sexuelle Basiskompetenzen (körperlich, emotional, sozial und kognitiv), über die sexuelle Entwicklung stattfindet.**
- **Ein offener Umgang und eine klare Sprache helfen Kindern dabei, einen positiven Zugang zum eigenen Körper und zu sich selbst zu entwickeln.**

3. Kapitel

»IST DAS NOCH OK?«

»Doktorspiele« vs. Übergriffe

Das, was du womöglich unter dem Begriff »Doktorspiele« kennst, nennen wir Sexualpädagog*innen »kindliche genitale Spiele«. Sie beginnen meist im Kindergartenalter und gehören zum sexuellen Erkundungsverhalten von Kindern. Kindliche genitale Spiele sind also Teil der kindlichen Entwicklung. Kinder erforschen gegenseitig spielerisch ihre Körper.

Bei vielen Eltern und Bezugspersonen löst das kindliche genitale Spielen dennoch ein Kopfkino mit bedrohlichen Bildern aus und sie überkommen Ängste wie: Müssen diese Doktorspiele sein? Wie weit würde mein Kind gehen – und wie weit würden andere Kinder gehen? Was ist angemessen? Wann muss ich einschreiten? Und wie reagiere ich dann richtig?

Mit all diesen Fragen beschäftigen wir uns in diesem Kapitel. Denn es ist wichtig zu wissen, in welchen Situationen es sich um kindliche genitale Spiele handelt, in denen Kinder ihrem natürlichen sexuellen Erkundungsverhalten Ausdruck verleihen – und in welchen Situationen es sich um Grenzverletzungen handelt, um sexuelle Übergriffe unter Kindern, in denen wir als Erwachsene intervenieren müssen.

Sexuelle Übergriffe unter Kindern

Bevor wir uns mit den Formen von sexuellen Übergriffen unter Kindern befassen, zunächst ein wichtiger Hinweis zu sexuellem Missbrauch von Minderjährigen durch Erwachsene oder ältere Jugendliche (siehe Kap. 7) in Abgrenzung zu sexuellen Übergriffen unter Kindern, die in diesem Kapitel behandelt werden:

Sexuelle Gewalt

Sexuelle Übergriffe unter Kindern und sexueller Missbrauch von Minderjährigen durch Erwachsene oder ältere Jugendliche sind beide Formen sexueller Gewalt. Es gibt jedoch einen bedeutsamen Unterschied.

Sexuelle Übergriffe unter Kindern

Zu sexuellen Übergriffen unter Kindern kann es im Kindergarten- und Grundschulalter kommen. Dabei werden die Grenzen anderer Kinder mit Gewalt, Manipulationen oder Zwang überschritten. Einige Übergriffe von Kindern dienen dazu, die eigene sexuelle Neugier gegen den Willen anderer zu befriedigen. Einige Übergriffe dienen dazu, andere Kinder mit sexuellen Mitteln zu ärgern oder bloßzustellen. Oftmals gehen diese Übergriffe mit einem Machtgefälle einher.[1]

Sexueller Missbrauch von Minderjährigen durch Erwachsene oder ältere Jugendliche

Sexueller Missbrauch von Minderjährigen durch Erwachsene oder ältere Jugendliche ist ein Straftatbestand. Dieser setzt »ein Maß an Eigenverantwortlichkeit des Täters voraus, wie es einem Kind nicht unterstellt werden kann, und sollte deshalb im Zusammenhang mit übergriffigen Kindern unter 14 Jahren nicht verwendet werden.«[2] Ausführliche Informationen zu diesem Thema findest du in Kapitel 7.

Erwachsene sind Kindern in vielerlei Hinsicht überlegen und sexuelle bzw. sexualisierte Gewalt durch Erwachsene oder ältere Jugendliche darf daher nie mit sexuellen Übergriffen unter Kindern gleichgesetzt werden. Diese Unterscheidung ist von zentraler Bedeutung. Deshalb sollten wir auch vermeiden, die Begriffe »Opfer« und »Täter*in« bei Kindern zu verwenden.[3] Angemessener ist es, wenn wir von »betroffenem« und »übergriffigem Kind« sprechen.

Formen von sexuellen Übergriffen

Kinder beschäftigen sich mit ihrem Körper und zeigen, wie wir aus dem zweiten Kapitel wissen, ab einem bestimmten Alter auch Interesse an den Körpern anderer. Nicht verwunderlich also, dass sie dabei alles ausprobieren, was ihnen in den Sinn kommt. Die meisten genitalen Spiele sind vollkommen normal und harmlos – und sogar für die sexuelle Entwicklung förderlich.

Es gibt jedoch auch Situationen, die übergriffiges Verhalten beinhalten. Hier sind Erwachsene gefragt, genau hinzusehen und Kinder aus solchen übergriffigen Situation herauszubegleiten sowie ihnen anschließend bei der Einordnung des Erlebten zu helfen. Aber zunächst zu den verschiedenen Formen von Übergriffen unter Kindern anhand von Beispielen:

Formen von sexuellen Übergriffen[4]

1. **Überschwang:** Zwei Kinder spielen miteinander und plötzlich verletzt sich eines dabei unbeabsichtigt.
2. **Gekippte Situation:** Zwei Kinder gehen gemeinsam auf die Toilette, ziehen sich gegenseitig aus, betrachten sich und fassen sich an. Ein Kind möchte nicht weitermachen und das andere Kind versucht, es zu überreden: »Du hast bis jetzt auch schon mitgemacht …« oder »Dann spiel ich nachher, was du möchtest …« oder »Dann bin ich nicht mehr dein*e Freund*in …«. Die Situation gerät erst allmählich außer Kontrolle. Die Kinder handeln nicht berechnend.
3. **Ganz bewusst gesetzte Übergriffe:** Das kann passieren, wenn es vorher immer wieder gekippte Situationen gegeben hat, bei denen versäumt wurde, Regeln aufzustellen, das Kind nicht gebremst und ihm klar gesagt wurde: »Wenn jemand etwas nicht mag, dann hörst du bitte damit auf!« Infolgedessen kann es bei Kindern zu einer erlernten Strategie werden, durch übergriffige Handlungen auf sich aufmerksam zu machen.
4. **Das traumatische Spiel:** Kinder reinszenieren Gewaltsituationen oder spielen sie nach, in denen sie selbst sexuelle oder sexualisierte Gewalt erlebt haben.

»Doktorspiel« oder sexueller Übergriff? - erste Einschätzung

Lass uns dieses theoretische Wissen gleich an ein paar Beispielen aus meiner Praxis, die du vielleicht aus dem Alltag kennst, erproben. Überlege, wie du die Beispiele auf einer Skala von 1 bis 5 einschätzen würdest:

1. »Das ist völlig normal.«
2. »Na ja, da sollte man irgendetwas machen ... zumindest beobachten.«
3. »Hier muss man mit den Kindern das Gespräch suchen und Grenzen setzen.«
4. »Hier muss man mit den Kindern und ihren Eltern sprechen.«
5. »Das ist furchtbar! Wir müssen die Polizei rufen.«

- Anna (5) bandagiert in der Puppenecke Husseins (4) Penis.
- Simon (3) masturbiert selbstvergessen im Gruppenraum.
- Beim Doktorspielen zieht Lucy (6) die Vorhaut von Jens (4) so weit zurück, dass sie einreißt.
- Balian (5) masturbiert auf einer Geburtstagsparty.
- Sandro (2) steckt immer wieder den Finger in sein Poloch und schleckt ihn danach ab.
- Eileen (3) greift immer wieder den Erwachsenen zwischen die Beine.
- Luis (8) sagt zu Tim (6) immer wieder, dass er nie ein richtiger Mann wird, weil sein Penis zu klein ist.
- Eine Gruppe von Kindern steht nackt im Sandkasten und schleckt sich gegenseitig die Genitalien ab.

- Zwei Freundinnen versuchen sich gegenseitig Gegenstände in die Vagina und den Po zu stecken.
- Nina (2) will immer wieder den Penis von ihrem Bruder Yusuf (4) sehen. Da er es lustig findet, zeigt er ihr seinen Penis und lässt sich auch hingreifen.

Handlungshilfen zur ersten Einschätzung

Bevor wir die Beispiele nach deiner ersten Einschätzung ausführlich analysieren, findest du hier noch einmal die wichtigen Annahmen zur kindlichen sexuellen Entwicklung sowie einige Handlungshilfen, die dir dabei helfen können, Situationen gut einzuschätzen.

1. Wir alle sind von Geburt an sexuelle Wesen,[5] das heißt die Erregungsfähigkeit und die Erektionsfähigkeit sind von Geburt an gegeben. Deshalb kann man Babys dabei beobachten, wie sie lustvoll ihre Muskeln anspannen und wieder entspannen. Man sieht Kinder, die sich gerne im Genitalbereich berühren, gerne nackt herumlaufen und sich in Kuscheldecken einkuscheln, weil ihr ganzer Körper eine erogene Zone ist. Sie werden mit drei Lustpackerln (oral, anal, genital) geboren.

2. Kinder berühren sich zielgerichtet und folgen dabei dem einfachen Prinzip: »Ich mache das, was sich für mich gut anfühlt!« Wenn Kinder z.B. in der Öffentlichkeit masturbieren, sind wir oftmals schockiert, weil wir die Situation durch unsere Erwachsenenbrille betrachten. Dabei folgen Kinder dabei nur ihrer sexuellen Neugier. Ihnen sind unsere gesellschaftlichen Normvorstellungen noch nicht bewusst.

3. Ganz wichtig bei der Einschätzung einer Situation ist auch unser eigener sexualbiografischer Hintergrund, den wir immer mit reflektieren müssen. Wie sind wir aufgewachsen, was tragen wir in unserem »Rucksack«? Denn sexuelles Verhalten deutet nicht automatisch auf einen Übergriff hin.

4. Wenn ein Kind sich Erwachsenen immer sehr sexualisiert annähert oder wenn Beziehungsangebote nur auf diese Weise gesetzt werden können, sollten wir als Erwachsene aufmerksam werden. Wenn ein Kind z. B. auf dem Schoß der Kindergartenpädagogin sitzt und versucht, ihr die Hose aufzumachen, kann man das unter kindlicher Neugierde verbuchen. Aber wenn es immer wieder dazu kommt und das Kind nur so in Beziehung mit der Kindergartenpädagogin treten kann, sollte genauer hingeschaut werden.

   Viele betroffene Kinder, mit denen ich gearbeitet habe, aber auch viele Pädagog*innen, die in ihrer Gruppe betroffene Kinder betreut haben, erzählten mir von einem mulmigen oder unangenehmen Gefühl. Es ist in vielen Fällen gut, diesem Gefühl zu vertrauen und aufmerksam hinzuschauen.

   Dieses mulmige Gefühl kann aber auch mit der eigenen Biografie und Haltung zu Sexualität zu tun haben. Auch darum ist es wichtig, sich mit der eigenen Sexualbiografie auseinanderzusetzen, um mögliche Fehlinterpretationen zu vermeiden.

Zusätzlich zu den Handlungshilfen möchte ich dir noch ein paar Fragen zur Einschätzung von sexuellen Situationen unter Kindern an die Hand geben. Sie helfen dabei, sich einer Situation strukturiert anzunähern:

Hilfreiche Fragen zur Einschätzung einer Situation[6]

- Was ist die Absicht der Handlung?
- Wem nützt sie?
- Von wem geht die Handlung aus?
- Kann sich das Kind entziehen, wenn es das möchte?
- Was ist mein bzw. unser Eindruck dazu?

»Doktorspiel« oder sexueller Übergriff? – Analyse

Mit den Fragen zur Einschätzung einer Situation und den grundlegenden Informationen werden wir nun die praktischen Beispiele ausführlich analysieren. Du kannst währenddessen überprüfen, ob du deine anfängliche Einschätzung verändern würdest.

Anna (5) bandagiert in der Puppenecke Husseins (4) Penis.

Was ist die Absicht der Handlung?
Es sieht nach einem wortwörtlichen Doktorspiel aus. Höchstwahrscheinlich spielen Anna und Hussein einvernehmlich. Husseins Penis ist im Spiel verletzt. Anna als Ärzt*in verarztet Hussein.

Wem nützt sie?
Die Handlung scheint beiden Kindern als Spiel zu nutzen.

Von wem geht die Handlung aus?
Beide Kinder scheinen gleichermaßen in das Spiel involviert zu sein.

Kann sich das Kind entziehen, wenn es das möchte?
Hier muss man sich die Frage stellen, ob eines der Kinder dem anderen überlegen ist. Sind sich beide Kinder entwicklungsbezogen ebenbürtig, kann man davon ausgehen, dass sowohl Anna als auch Hussein jederzeit das Spiel abbrechen können. Wenn man als Beobachter*in Zweifel daran hat, ob das zutrifft, sollte man immer wieder genau beobachten, gegebenenfalls bei den Kindern nachfragen und das »Spiel« stoppen.

Bewertung der Situation und Handlungshilfen
In dieser Situation würde ich empfehlen, Anna und Hussein weiterspielen zu lassen, aber dabei immer wieder nachzufragen, ob beide Kinder sich wohlfühlen. Hat man als Beobachter*in das Gefühl, dass ein Kind passiver ist, sollte man intervenieren und das Spiel abbrechen. Und dann am besten ein neues, gleichwertiges Spielangebot vorschlagen, z. B.: »Kommt mit! Wir gehen in den Garten auf die große Schaukel.«

Simon (3) masturbiert selbstvergessen im Gruppenraum.

Was ist die Absicht der Handlung?
Vielleicht masturbiert Simon, um sich zu entspannen, weil ihn gerade etwas gestresst hat. Vielleicht berührt er sich an den Genitalien, weil er es einfach angenehm findet.

Wem nützt die Situation?
Simon.

Von wem geht die Handlung aus?
Simon.

Kann sich das Kind entziehen?
Vielleicht kann Simon sich in die Puppen- oder Kuschelecke zurückziehen oder einen anderen Ort, der weniger öffentlich ist. Es kann auch sein, dass sich andere Kinder durch Simons Handlung unwohl fühlen. In solchen Situationen sollte auf beide Seiten gut geachtet werden.

Bewertung der Situation und Handlungshilfen
Dass Simon masturbiert, ist nicht problematisch. Viele Kinder machen das, um sich zu entspannen. Worauf man jedoch achten und worin man Simon unterstützen sollte: soziale Regeln zu erlernen und Möglichkeiten, sich lustvoll wahrzunehmen, zu erweitern. In unserer Gesellschaft ist es nicht üblich, sich in der Öffentlichkeit selbst zu befriedigen oder nackt auszuziehen. Also könnte man Simon erklären: »Ich verstehe, das fühlt sich für dich total gut an. Aber geh dafür besser in die Kuschelecke, wo du al-

leine bist, dann ist es voll OK!« Oder: »Ich sehe, dass sich das für dich schön anfühlt, das ist gut, aber mach das besser zu Hause, wo du deine Ruhe hast ...«

Es wäre unangebracht, die Handlung negativ zu bewerten: »Pfui, tu deine Hand da weg, was machst denn du da Grausliches?« Denn dies vermittelt Simon das Gefühl, sein Körper wäre eklig, und das, was er empfindet, wenn er sich berührt, wäre nicht in Ordnung. Aus solchen Erfahrungen können negative Glaubenssätze erwachsen, die wir bis in die Erwachsenensexualität hineintragen.

Eine andere Möglichkeit wäre Ablenkung: »Hey, Simon, magst du jetzt mit mir gemeinsam ein Puzzle machen oder mit mir rausgehen, auf einen Baum klettern oder ganz hoch schaukeln?« Die meisten Kinder werden auf ein solches Angebot einsteigen, weil sie das auch als lustvoll erleben. So können sie ihre Lustpackerl erweitern und neue sammeln.

Beim Doktorspielen zieht Lucy (6) die Vorhaut von Jens (4) so weit zurück, dass sie einreißt.

Was ist die Absicht der Handlung?

Die beiden haben miteinander – offenbar freiwillig – Doktor gespielt. Dann kam es zu der Verletzung von Jens. Vermutlich handelt es sich um einen Unfall.

Wem nützt die Situation?

Auf jeden Fall Lucy und vielleicht auch Jens bis zum Zeitpunkt seiner Verletzung.

Von wem geht die Handlung aus?

Bestenfalls von beiden, wobei Lucy älter als Jens ist und auch die aktivere Rolle zu haben scheint. Es kann also sein, dass Lucy Jens dazu überredet hat. Aber auch dann ist keine Absicht zur Verletzung zu erkennen.

Kann sich das Kind entziehen?

Wenn Lucy und Jens eng befreundet sind, kann man die Frage eindeutig bejahen. Wenn man also weiß, dass sie es sich sagen würden, wenn sie nicht mehr miteinander spielen möchten. Möchte Jens Lucy aber gefallen und überredet Lucy gerne andere Kinder, kann sich Jens möglicherweise nicht entziehen. Darauf muss gut geachtet werden. Natürlich spielt auch der Entwicklungsstand der beiden Kinder eine Rolle sowie der Altersunterschied und ihr Charakter. Ist ein Machtgefälle in der Beziehung zu erkennen? Ist ein Kind deutlich älter oder im Entwicklungsstand weiter, kann davon ausgegangen werden, dass es dem anderen Kind überlegen ist. Wenn das kleinere viel dominanter ist, könnte die Dynamik zwischen beiden Kindern aber ebenso zu Schwierigkeiten führen.

Bewertung der Situation und Handlungshilfen

Wahrscheinlich war das Spiel zwischen Lucy und Jens am Anfang noch total in Ordnung. Aber dass die Vorhaut einreißt, ist natürlich eine Verletzung. Diese muss seitens der Pädagog*innen auf jeden Fall den Eltern gemeldet werden. Möglicherweise ist es ratsam, ein*n Ärzt*in aufzusuchen. Die Eltern sollten mit ihrem Kind die Situation nachbesprechen. Die Eltern von Jens sollten ihn darin bestärken, dass es vollkommen OK war, dass sie dieses Spiel gespielt haben, er aber nichts machen muss, was er nicht möchte. Diese Information hilft Kindern: Sie dürfen jederzeit rückmelden, wenn etwas zu weit geht (in diesem Falle spätestens, sobald die Vorhaut zu schmerzen beginnt). Lucys Eltern sollten sie darüber aufklären, dass Genitalien sehr sensible Körperteile sind, mit denen man vorsichtig umgehen muss, und dass man aufhören sollte, sobald jemand nicht mehr möchte oder Schmerzen hat. Schuldzuweisungen sollte dabei vermieden werden.

Generell muss hier wieder darauf geachtet werden, dass beide Kinder ihre sexuellen Kompetenzen erweitern können. Aufgrund des Alters könnte auch ein Gespräch mit Jens darüber, dass er Nein sagen darf und sich nicht überreden lassen muss, und ein Gespräch mit Lucy darüber, dass sie kein Kind unter Druck setzen darf, sinnvoll sein. Im Vordergrund sollte immer die Erweiterung der Handlungsmöglichkeiten und die Aufklärung stehen. Bestrafung ist kontraproduktiv.

Balian (5) masturbiert auf einer Geburtstagsparty.

Was ist die Absicht der Handlung?
Balians Absicht wird sein, sich wohlzufühlen oder Stress abzubauen. Denn so eine Party kann unter Umständen ganz schön aufregend sein.

Wem nützt die Situation?
Balian.

Von wem geht die Handlung aus?
Balian.

Kann sich das Kind entziehen?
Man könnte Balian einen alternativen Raum anbieten oder ihm erklären, dass er dies gerne zu Hause oder auf der Toilette machen kann. Können sich die anderen Kinder entziehen? Befindet sich Balian etwas abseits, sodass die anderen Kinder ihn entweder gar nicht bemerken oder jederzeit weggehen können, wäre es auch in Ordnung, in die Situation nicht einzugreifen.

Bewertung der Situation und Handlungshilfen
Es ist hier kein Übergriff zu erkennen. Ich würde empfehlen, Balian zu erklären, dass er dies lieber macht, wenn er alleine im Raum ist, z. B. in der Toilette oder bei sich zu Hause im Zimmer. Diese Situation ist eine Chance, ihm soziale Regeln zu erklären: »Balian, ich sehe, das tut dir gerade sehr gut! Es ist aber besser, wenn du dies machst, wenn du alleine bist, damit sich andere Kinder nicht gestört fühlen. Es ist aber schön, wenn du weißt, was dir guttut.«

Sandro (2) steckt immer wieder den Finger in sein Poloch und schleckt ihn danach ab.

Was ist die Absicht der Handlung?
Sandro scheint es zu mögen, es scheint sich für ihn gut anzufühlen.

Wem nützt sie?
Sandro.

Von wem geht die Handlung aus?
Sandro.

Kann sich das Kind entziehen?

Auch hier führt Sandro die Handlung alleine aus und es geht somit ebenso um die Frage, ob sich andere Kinder entziehen können. Es gilt hier dasselbe wie beim Beispiel von Balian oben. Sind andere Kinder bei ihm in der Nähe? Kann Sandro sich in einen anderen Raum begeben?

Bewertung der Situation und Handlungshilfen

Im Prinzip gibt es keinen Unterschied z. B. von Balian. Es handelt sich nicht um einen Übergriff. Es ist eine Chance, unsere Gesellschaft und ihre Regeln zu erklären – ohne Drama oder Entsetzen. Zusätzlich ist es hierbei sinnvoll, Sandro einen Hinweis in Bezug auf Hygiene zu geben. Ihm kann z. B. erklärt werden, was Exkremente genau sind, dass sein Poloch vielleicht nicht ganz so sauber ist und er deshalb nicht den Finger anschließend abschlecken sollte bzw. dass er sich die Hände waschen sollte, bevor er den Finger in den Po steckt. Schließlich können auch Bakterien von seinem Finger in den Po gelangen, nicht nur umgekehrt.

Eileen (3) greift immer wieder den Erwachsenen zwischen die Beine.

Was ist die Absicht der Handlung?

Entweder fühlt sich Eileen dabei wohl oder sie versucht auf diesem Wege, die Aufmerksamkeit der Erwachsenen zu gewinnen. Schlimmstenfalls ist es ein Hilferuf oder ein Signal für erlebte sexuelle oder sexualisierte Gewalt.

Wem nützt sie?
Eileen.

Von wem geht die Handlung aus?
Eileen.

Kann sich das Kind entziehen?
Eileen kann im besten Fall auch auf andere Weise mit Erwachsenen in Kontakt treten. Wenn das nicht der Fall sein sollte, dann ist das ein Anzeichen dafür, dass man genauer hinsehen muss.

Bewertung der Situation und Handlungshilfen
Geschieht dies nur ein- oder wenige Male, kann es ein Ausprobieren sein: »Was tut mir gut?« Oder Eileen testet Grenzen aus oder es ist ein Weg, Erwachsene, die gerade abgelenkt sind, auf sich aufmerksam zu machen. Geschieht dies aber oft bzw. weiß Eileen sich nur so zu »helfen«, also auf sich aufmerksam zu machen oder sich wohlzufühlen, kann es durchaus ein Signal sein, dass sie sexuelle oder sexualisierte Gewalt erfahren muss(te). Diese Möglichkeit sollte in Betracht gezogen werden. Eileens Handlungen sollten also gut beobachtet werden. Und man sollte mit ihr darüber sprechen. Auch hier ergibt es Sinn, wieder in die Erweiterung von anderen Lustpackerln zu gehen. Außerdem bietet das klare Aufzeigen von Grenzen ein spannendes Lernfeld für Eileen: Jeder Mensch darf selbst entscheiden, was sich gut anfühlt und was nicht. Der Genitalbereich ist ein Intimbereich, den es zu schätzen gilt. Es ist nicht OK, wenn Erwachsene Kinder einfach so an den Genitalien berühren.

Luis (8) sagt zu Tim (6) immer wieder, dass er nie ein »richtiger« Mann wird, weil sein Penis zu klein ist.

Was ist die Absicht der Handlung?
Die Absicht kann durchaus eine bewusste Beleidigung sein. Vielleicht streiten sich die beiden Kinder regelmäßig und Luis versucht, sich auf diese Weise zu wehren oder die Überhand zu gewinnen. Es kann aber auch sein, dass Luis von seinem Umfeld geprägt ist, das ihm vermittelt, dass man nur mit einem großen Penis ein »richtiger« Mann ist. Vielleicht reproduziert Luis also geschlechtsstereotype Vorstellungen seines Umfelds. Je nach seinem Entwicklungsstand ist ihm die Bedeutung von dem, was er sagt, vielleicht gar nicht bewusst. Vielleicht hat Luis aber auch nur durch Provokation und Beleidigungen gelernt, Aufmerksamkeit zu bekommen, sodass es zu einer Strategie geworden ist, andere anzugehen.

Wem nützt sie?
Luis.

Von wem geht die Handlung aus?
Luis.

Kann sich das Kind entziehen?
Wenn wir von wiederholten Beleidigungen ausgehen, wird sich Tim vermutlich nicht entziehen können. Hier sollte man einschreiten.

Bewertung der Situation und Handlungshilfen
Luis ist nicht böswillig. Es reproduziert Gehörtes und Vorgelebtes. Das betroffene Kind, Tim, muss dennoch davor geschützt werden. Ihm sollte mitgeteilt werden, wie toll sein Körper ist, dass Geschlechterrollen nicht (nur) durch Körperteile definiert werden. Und Luis sollte über die Bedeutung seiner Worte und was sie beim Gegenüber anrichten können, aufgeklärt werden. Beide Kinder benötigen auch hier wieder Unterstützung in der Erweiterung ihrer Möglichkeiten. Lustpackerln zur Verfügung haben, abseits des Abwertens anderer, ist dringend notwendig.

Eine Gruppe von Kindern steht nackt im Sandkasten und schleckt sich gegenseitig die Genitalien ab.

Was ist die Absicht der Handlung?
Die Kinder wollen sich gegenseitig entdecken und wissen, wie ihre Körperteile schmecken. Kinder nehmen gerne Sachen in den Mund (orale Lustfähigkeit), sind neugierig oder empfinden es als angenehm.

Wem nützt die Situation?
Im besten Falle sind alle Kinder freiwillig an der Handlung beteiligt. Sie finden es lustig und spannend, ihnen gefällt es. Falls man als Beobachter*in zu einem anderen Eindruck gelangt, sollte man die Situation gegebenenfalls unterbrechen.

Von wem geht die Handlung aus?

Das hängt von der Gruppendynamik ab. Meistens ist es so, dass ein Kind das Spiel initiiert und die anderen, wenn es ihnen zusagt, freiwillig mitmachen. Sollte das Mitmachen unter Zwang geschehen, sollte man unverzüglich eingreifen.

Kann sich das Kind entziehen?

Dazu ist es sinnvoll, sich die Umgebung anzuschauen. Die Kinder sollten jederzeit weggehen können, wenn sie nicht mehr mitspielen möchten. Können sich aber auch die anderen Kinder, die nicht daran beteiligt sind, entziehen?

Bewertung der Situation und Handlungshilfen

Bei den meisten Erwachsenen wird sofort der Gedanke auftauchen: »Um Gottes willen, wieso schlecken die sich ab?« Vielleicht habe ich nicht sofort Oralsex im Kopf, aber zumindest das Hygienethema – und das ist legitim. Nehmen wir unsere Erwachsenenbrille ab, dann sehen wir Kinder, die sich gegenseitig an den Genitalien abschlecken, weil sie ihrer kindlichen Erkundungslust nachgehen. Ein Verweis auf die sozialen Regeln ist auch hier sinnvoll: »Ich kann mir vorstellen, dass ihr gerade ganz viel Spaß habt. Aber wir schlecken uns hier im Sandkasten besser nicht an den Genitalien.« Zusätzlich sollte man die Kinder über Hygieneregeln aufklären. Und ganz wichtig: Aussagen wie »Pfui« oder »Bäh« sind zu vermeiden, um den Kindern keinen negativen Zugang zu ihrem Körper und ihrer Sexualität mitzugeben.

Zwei Freundinnen versuchen, sich gegenseitig Gegenstände in die Vagina und den Po zu stecken.

Was ist die Absicht der Handlung?
Neugierde, Wohlbefinden – genau wissen wir es nicht.

Wem nützt sie?
Bestenfalls beiden.

Von wem geht die Handlung aus?
Wenn die beiden Freundinnen gleichermaßen in die Situation involviert sind, geht die Handlung womöglich von beiden aus.

Kann sich das Kind entziehen, wenn es das möchte?
Hier sollte man sich die Frage stellen: Gibt es die Möglichkeit, die Handlung einseitig abzubrechen oder gibt es ein Machtgefälle? Auf jeden Fall muss hier unbedingt eine Regel von den Kindern beachtet werden: Es werden keine Gegenstände in Körperöffnungen gesteckt.

Bewertung der Situation und Handlungshilfen
Diese Situation muss abgebrochen werden. Sich gegenseitig Gegenstände in den Körper zu stecken, ist gefährlich und muss unterbunden werden. Genau so kann es auch den Kindern erklärt werden.

Wenn allerdings die Finger im Spiel sind, sieht die Situation anders aus. Aus sexologischer Sicht ergibt es durchaus Sinn, den eigenen Körper zu begreifen, und dazu gehört auch die Vagina. So wird die vaginale Spürfähigkeit verbessert. Wenn also ein Finger aufgenommen wird, ist das nicht problematisch, solange es im Einvernehmen stattfindet. Falls du jetzt empört nach Luft schnappst: Du denkst gerade an Sex. Die Kinder versuchen lediglich einen Finger in eine Körperöffnung einzuführen. Als Elternteil oder Bezugsperson kannst du dir natürlich überlegen, wie weit du genitale Spiele »erlaubst« und wo für dich die Grenze verläuft. Wichtig ist bei beiden Beispielen: Gut aufklären, über Hygiene sprechen und darüber, dass man sich mit Gegenständen verletzen kann.

Nina (2) will immer wieder den Penis von ihrem Bruder Yusuf (4) sehen. Da er es lustig findet, zeigt er ihr seinen Penis und lässt sie auch hingreifen.

Was ist die Absicht der Handlung?
Nina findet offensichtlich den Penis ihres Bruders interessant und will ihn daher genauer »erforschen«. Sowohl mit den Augen als auch mit den Händen. Yusuf folgt der Einladung seiner Schwester und findet es offensichtlich lustig.

Wem nützt sie?
Vermutlich beiden.

Von wem geht die Handlung aus?
Nina.

Kann sich das Kind entziehen?
Yusuf könnte jederzeit sagen, dass er seiner Schwester seinen Penis nicht zeigen möchte.

Bewertung der Situation und Handlungshilfen

Solche genitalen Spiele unter Geschwistern sind an der Tagesordnung und grundsätzlich – sofern sie im Einvernehmen stattfinden – nicht bedenklich. Wenn Kinder viele Möglichkeiten haben, sich selbst als lustvoll zu erleben, sich selbst gut spüren und dadurch ihre Grenzen gut wahrnehmen können, dann passieren seltener Übergriffe und Kinder holen sich schneller Unterstützung. Wenn jedoch aufgrund eines Alters- oder Entwicklungsgefälles die Vermutung auftaucht, dass hier ein (Geschwister-)Kind zu etwas überredet wird, was es nicht möchte, sollte man unbedingt eingreifen.

Du siehst, wie diese ersten Fragen helfen, Situationen einzuschätzen. Vielleicht bewertest du jetzt einige Handlungen anders, als du es auf den ersten Blick getan hast? Es wird deutlich, dass jede Situation genaues Hinschauen und individuelles Bewerten erfordert. Nicht immer ist eindeutig, was zu tun ist. Nicht immer wissen wir als Eltern und Bezugspersonen, wie wir uns am besten verhalten sollten. Doch es gibt noch weitere Hilfsmittel, die unsere Beobachtung schärfen können und die dafür sorgen, dass wir Situationen noch differenzierter betrachten können.

Prävention und Intervention

Um Situationen noch differenzierter einzuschätzen, hat sich die sogenannte Beobachtungsverdichtung[7] als sehr hilfreich erwiesen. Sie ermöglicht, weitere geeignetere Interventionen umzusetzen. Da kleine Kinder nur schwer befragt werden können bzw. ihre Antworten oft sehr unklar oder unpräzise sind, ergibt es Sinn, involvierte Kinder oder Kinder, bei denen der Verdacht auf Missbrauch oder Gewalterfahrungen besteht, zu beobachten und das Verhalten auf verschiedenen Ebenen zu beschreiben und zu verschriftlichen. Dieses Sammeln von Beobachtungen führt letztlich zu einer Verdichtung und hilft bei der Entscheidung über Interventionsmaßnahmen und dem Einleiten der nächsten Schritte.

Bei der Beobachtungsverdichtung wird das Verhalten des Kindes von erwachsenen Personen beschrieben. Mögliche Interpretationen und Hypothesen sind als solche zu benennen und von der eigentlichen Beobachtung zu trennen.

Mögliche Fragestellungen zur Unterstützung des Beobachtungsprozesses

Wie werden verschiedene Reize (z. B. Lärm, andere Menschen, Gerüche) reguliert?

- Welche Lustkompetenzen hat das Kind?
- Wie ist die emotionale Wahrnehmungsfähigkeit – welche Gefühle können wahrgenommen werden?
- Wie nimmt sich das Kind selbst wahr?

Welche körperlichen Fähigkeiten hat das Kind?

- Wie ist die Muskulatur ausgebildet?
- Wie körperlich aktiv ist das Kind? Hat sich das verändert?

- Welche körperlichen Reaktionen stellen sich bei Stress ein (Muskeltonus, Rhythmus, Atmung, Bewegung)?
- Machen sich Ticks bemerkbar?
- Welche körperlichen Aktionen zeigen sich in Konfliktsituationen und in Aktionen der Begeisterung?

Kann das Kind gleichwertige Beziehungen eingehen?

- Welches Konfliktlösungsverhalten zeigt das Kind?
- Welche Verführungsfähigkeiten hat das Kind?

Wie ist die kognitive Entwicklung des Kindes zu beurteilen?

- Gibt es ein soziales Regelverständnis beim Kind?
- Besitzt das Kind Wissen über den eigenen Körper?
- Welche Moralvorstellungen hat das Kind?

Für alle aufgeführten Punkte: Je größer und differenzierter die Fähigkeiten des Kindes auf den unterschiedlichen Ebenen ausgebildet sind, desto größer ist auch die Bandbreite seiner Handlungsmöglichkeiten.

Intervention bei Übergriffen: Schutz und klare Grenzen

Die oben genannten Fragen helfen uns Erwachsenen dabei, Situationen besser einzuschätzen. Bei gekippten Situationen oder im Überschwang ist es notwendig – je nach Alter und Entwicklungsstand der Kinder –, das Gespräch zu suchen oder die Kinder erst einmal weiter zu beobachten. Wenn du bemerkst, dass eines der Kinder oder mehrere deine Unterstützung oder Trost brauchen, ist es wichtig, da zu sein. Manchmal erfährt man erst später von potenziell übergriffigen Situationen – oder man hat in einer Situation gerade keine geeignete Möglichkeit zur Intervention. Keine Sorge – auch im Nachhinein können noch Gespräche erfolgen, die den Kindern helfen, Erlebtes einzuordnen und zu verarbeiten.

Wenn du einen Übergriff bemerkst, beende diesen Übergriff (wenn möglich) sofort. Sei es mit Ablenkung oder mit »Hört jetzt sofort auf damit!« Dabei ist es wichtig, dass du Ruhe bewahrst. Wenn man selbst in Stress verfällt, überträgt sich das auf die Kinder. Die Grenzen müssen ihnen deutlich und klar aufgezeigt werden. Das übergriffige Kind muss darauf hingewiesen werden, dass sein Verhalten nicht akzeptabel ist.

Anschließend muss die Situation mit den beteiligten Kindern aufgearbeitet werden. Was braucht das betroffene Kind? Was braucht das übergriffige Kind? Dies sollte in getrennten Gesprächen geklärt werden. Wenn das übergriffige sowie das betroffene Kind an einem Tisch sitzen, arbeiten womöglich die Machtstrukturen weiter, die dem Übergriff zugrunde liegen. Es kann sein, dass sich das betroffene Kind dem anderen noch immer unterlegen und schwächer fühlt. Bei den getrennten Gesprächen hat das betroffene Kind Vorrang. Vielleicht braucht es Trost, Mitgefühl, eine Umarmung oder will einfach nur das Erlebte erzählen. Hier gilt: Zuhören und die Bedürfnisse des Kindes achten. Je nach Verfassung und Gemüt ist es auch manchmal ratsam, vorerst keine Fragen zu stellen, um das Kind nicht zu überfordern.

Auch das übergriffige Kind braucht in vielen Fällen Trost. Ihm sollten die Grenzen, die es übertreten hat, klar aufgezeigt werden. Gleichzeitig sollte für alle Beteiligten – ob im Kindergarten oder zu Hause – wieder eine sichere Atmosphäre hergestellt werden. Im Falle eines Übergriffs unter Geschwistern könnte man z. B. wie folgt argumentieren: »Damit sich alle zu Hause wieder wohlfühlen, bleiben eure Zimmertüren offen. So lange, bis sich wieder alle wohl- und sicher fühlen.« Dies ist keine Form der Bestrafung. Auch übergriffige Kinder benötigen Hilfsangebote, da sie womöglich Strategien entwickelt haben, um auf etwas hinzuweisen, das für sie nicht in Ordnung ist.

Es ist ganz wichtig, beiden involvierten Kindern gleichermaßen beizustehen. Oftmals wird automatisch davon ausgegangen, dass ein übergriffiges Kind selbst sexuell missbraucht worden ist. Und in der Folge kommt es dann dazu, dass zunächst der Fokus auf das übergriffige Kind gelegt wird und der Übergriff auf das andere Kind »verniedlicht« wird.[8]

Was tun, wenn du eine potenziell übergriffige Situation zwischen Kindern beobachtest?

- Wenn du zu dem Schluss kommst, dass es ein bewusst gesetzter Übergriff oder ein traumatisches Spiel ist, dann solltest du die Handlung klar und sofort unterbrechen, z. B. »Stopp!«
- Ruhe bewahren
- Getrennte (!) Gespräche führen

- Betroffenem Kind volle Aufmerksamkeit schenken, erzählen lassen, ggf. beim Sortieren der Gedanken helfen, trösten, Glauben schenken, Mitgefühl zeigen
- Übergriffiges Kind klar darüber aufklären, was nicht in Ordnung ist, klare Grenzen setzen und ihm auch Trost und Mitgefühl entgegenbringen
- Konsequenzen und Maßnahmen durchführen, z. B. Türen offen stehen lassen, in getrennten Zimmern schlafen lassen, in Anwesenheit der Erwachsenen bleiben usw. (immer mit dem Fokus, dass sich alle sicher fühlen, es geht nicht um Bestrafung)
- Maßnahmen allen gegenüber klar kommunizieren und unbedingt für den angegebenen Zeitrahmen durchführen

Um bewusst gesetzte Übergriffe zu vermeiden, sollten Eltern und Bezugspersonen bei beobachteten Überschwangs- und gekippten Situationen auf Grenzen und Regeln hinweisen, sodass bewusste Übergriffe sich erst gar nicht zu einer Strategie entwickeln können. Und denke daran: Nicht übergriffige kindliche genitale Spiele gehören zu einer gesunden Entwicklung deines Kindes dazu und erfordern in der Regel kein Eingreifen.

Prävention gegen Übergriffe

Für Einrichtungen, aber auch für den privaten Bereich ist es sinnvoll, sich im Vorfeld auf Regeln für »Doktorspiele« zu einigen. Hier ein Beispiel für solche Regeln:

Regeln für Doktorspiele[9]

- Jedes Kind entscheidet selbst, ob und mit wem es Doktor spielen mag.
- Die Kinder streicheln und untersuchen einander nur so viel, wie es für sie selbst und die anderen Kinder schön ist.
- Kein Kind tut einem anderen Kind weh.
- Niemand steckt einem anderen Kind Gegenstände in den Po, in die Scheide, in den Penis, in die Nase oder in das Ohr.
- Größere Kinder, Jugendliche oder Erwachsene haben beim Doktorspielen nichts zu suchen.
- Hilfe holen ist kein Petzen!

»Consent« – zu kompliziert für Kinder?

Im Kontext von präventiven Maßnahmen liest und hört man häufig von »Consent«, also davon, dass wir uns durch verbales Nachfragen das freiwillige Einverständnis des Gegenübers einholen, um an einer gemeinsamen Aktivität teilzunehmen. Das Konzept ergibt in vielerlei Hinsicht Sinn. Jedoch dürfen wir nicht vergessen, dass es für solch eine Auseinandersetzung eine hohe kognitive Leistungsfähigkeit und gute Vorbilder braucht. Seine Einwilligung zu geben, ist so gesehen nur dann möglich, wenn die Wahrnehmungsfähigkeit eines Menschen differenziert ausgebildet ist. Und das ist bei kleinen Kindern noch nicht der Fall. Sie müssen erst erlernen, ihre Grenzen und das, was sie mögen oder nicht mögen, wahrzunehmen und zu formulieren.

Sexuelle Bildung und die Förderung der sexuellen Basiskompetenzen helfen dir dabei, mit deinem Kind über Einverständnis zu sprechen. Im Alltag kannst du es selbst üben und deine Kinder nach ihrem Einverständnis fragen, z. B.: »Ist es in Ordnung, wenn ich dich in den Arm nehme?« Oder: »Darf sich Linda deinen Spielzeugdino mal eben ausleihen?« Je selbstverständlicher es ist, dass du als Elternteil oder Bezugsperson zuerst dein Einverständnis zu etwas gibst, desto eher wird dein Kind es dir gleichtun.

Wichtig ist dabei auch die Rückmeldung, dass Kinder ihre Meinung jederzeit ändern dürfen. Nur weil sie anfangs Ja gesagt haben, bedeutet dies nicht, dass sich ihr Gefühl im Laufe einer Situation ändern kann. Das ist später auch für sexuelle Interaktionen sinnvoll. Viele Erwachsene geben oftmals ihr Einverständnis und bemerken währenddessen, dass sie sich nicht mehr wohlfühlen. Auch wir Erwachsene dürfen jederzeit sagen, wenn sich etwas nicht mehr gut für uns anfühlt, und müssen uns dafür nicht rechtfertigen.[10]

Beim Thema »Consent« wird leider viel zu häufig vergessen, wie stark traditionelle Geschlechterbilder unsere Gesellschaft dominieren. Der Autor und Journalist Nils Pickert hat sich mit unserem Bild von Männlichkeit befasst und schreibt dazu sehr treffend: »Wenn wir endlich aufhören würden, Jungen einzureden, sie wüssten und könnten darüber bestimmen, was Mädchen eigentlich meinen, wenn sie etwas sagen, dann hätten sie nicht nur die Gelegenheit, besser hinzuhören, sondern könnten auch die eigene adressierte Sprachlosigkeit überwinden.«[11]

Kurz und bündig

- **Kindliche genitale Spiele sind anders einzuschätzen und zu bewerten als sexuelle und sexualisierte Gewalt von Erwachsenen und Jugendlichen an Kindern.**
- **Genitale Spiele gehören zur sexuellen Entwicklung von Kindern dazu.**
- **Das Erlernen sozialer Regeln, also in welchen Situationen und mit wem genitale Spiele in Ordnung sind, erfordert die Unterstützung von Eltern und Bezugspersonen. Je mehr Sicherheit in dir herrscht, desto mehr Sicherheit bedeutet dies auch für dein Kind.**
- **Jedes genitale Spiel muss in Bezug auf den Entwicklungsstand der Kinder sowie die zugrunde liegenden Machtdynamiken und den Altersunterschied individuell betrachtet werden.**

4. Kapitel

»Was kribbelt da so schön?«

80 Antworten auf Kinderfragen, die Eltern ins Schwitzen bringen

Kinder stellen im Schnitt bis zu dreihundert Fragen am Tag – das ist eine ganze Menge. Und das ist gut so. Denn durch ihre Fragen und die Antworten, die sie bekommen, lernen Kinder, ihre Beobachtungen zu kontextualisieren und ihre Umgebung besser zu verstehen. Auf diese Weise entstehen viele neue Verknüpfungen im Gehirn.

Du kannst dir das so vorstellen: Du gehst das erste Mal durch hohes Gras. Es ist beschwerlich und der Weg ist kaum erkennbar. Du musst dich durch das hohe Gestrüpp kämpfen. Beim zweiten Mal ist der Weg schon ein wenig erkennbarer und das Gehen durchs Gras weniger beschwerlich. Und beim dritten Mal fällt es dir noch leichter, den Weg zu erkennen und durchs Gras zu gehen. Je häufiger du also diesen Weg gehst, desto sicherer wirst du und desto begehbarer wird auch der Weg. Vom Trampelpfad zum Wanderweg also – und irgendwann im besten Fall zu einer dreispurigen Autobahn.

Neuronen im Gehirn, die im selben Moment aktiviert werden, beispielsweise bei Tätigkeiten, verbinden sich miteinander. Je häufiger sie das tun, desto fester und schneller wird die Verbindung zwischen ihnen.[1] Solche Verknüpfungen entstehen durch das Sammeln von Erfahrungen. Wenn Informationen, Handlungsmuster und Denkweisen als hilfreich eingestuft werden, werden sie abgespeichert, damit sie in Zukunft wieder angewandt werden können. Die wichtigsten Erfahrungen, die ein Mensch sammeln kann, sind in zwischenmenschlichen Interaktionen zu finden.

Dass unser Gehirn ein Meisterwerk ist, steht wohl außer Frage. Noch viel beeindruckender ist es aber, dass wir zeit unseres Lebens die Möglichkeit besitzen, neue Erfahrungen zu sammeln und so auch neue Gefühle erfahren können.

Exkurs: Trauma

Die Tatsache, dass wir ein Leben lang neue Erfahrungen sammeln können, die neue Verknüpfungen im Gehirn schaffen, ist auch wesentlich für meine pädagogische Arbeit mit traumatisierten Kindern und Jugendlichen. Mit positiven und stabilen Beziehungserfahrungen und Geduld kann beispielsweise destruktives Verhalten bearbeitet werden und in förderliche Bahnen gelenkt werden. Es ist dabei wichtig, sich immer wieder vor Augen zu führen: Jedes Verhalten hat einen guten Grund. Wenn ich nach diesem guten Grund suche, werde ich auch in destruktivem Verhalten einen Sinn erkennen können.[2]

Kinder stellen unbefangen Fragen, so auch rund um das Thema »Sexualität«. Und die meisten Erwachsenen stoßen bei genau diesen Fragen an ihre Grenzen. Warum? Weil sie die Fragen durch ihre »Erwachsenenbrille« betrachten. Stellt dein Kind dir beispielsweise eine Frage zum Thema Sex, kreisen deine Gedanken womöglich um all deine sexuellen Erfahrungen und es kann sein, dass du es aufgrund dessen nicht schaffst, genauso unbefangen zu antworten. Aber das kann jede*r lernen.

Gute Antworten? Eine Frage der Übung

Zunächst solltest du auf die Fragen deines Kindes faktisch korrekt antworten. Du erinnerst dich: Wenn Kindern erzählt wird, dass man vom Küssen Kinder bekommen kann, entsteht in ihnen womöglich die Angst, schwanger zu werden, wenn sie jemandem einen Kuss geben. Wenn wir auf Fragen von Kindern also wahrheitsgemäß antworten, kommt es erst gar nicht zu solchen unbegründeten Ängsten oder falschen Vorstellungen. Und wenn man sich als Erwachsene*r irgendeine Antwort zusammenreimt, um es sich in einem Moment leichter zu machen, kann das durchaus auch Konsequenzen haben.

Ich persönlich bin meiner Mama sehr dankbar. Sie hat mir nie die Geschichte vom Storch erzählt, als sie mit meiner kleinen Schwester schwanger war. Bei uns zu Hause gab es ein Schwangerschaftsbuch, in dem ich blättern durfte – und das fand ich schon damals unglaublich spannend, auch wenn ich nicht alles verstehen konnte. Anhand des wachsenden Bauches der Mutter, wenn ein Geschwisterkind sich ankündigt, können Kinder – so wie ich damals – die Entwicklung eines Babys hautnah miterleben. Und dieser Prozess wirft in der Regel unzählige Fragen auf.

So können z. B. die Fragen aufkommen, wie es überhaupt zu diesem Baby im Bauch gekommen ist und wie Sex eigentlich funktioniert. Sie bieten dir die Möglichkeit, sprachlich individuell auf dein Kind einzugehen. Du kannst dir überlegen, welche Worte, welche Begriffe und welche Formulierungen du verwendest und was du mit deiner Antwort bezwecken möchtest. Es ist eine unglaubliche Chance, deinem Kind deine eigenen Werte und Haltungen zu vermitteln. Darum ergibt es Sinn, sich Antworten zu überlegen, die zu den eigenen Werten passen, bevor die Fragen auftauchen.

Doch bei etwa dreihundert Fragen am Tag bleibt natürlich nicht immer Zeit, um sich vorzubereiten. Viele wirst du bestimmt spontan – aus dem Bauch heraus – beantworten. Ein Beispiel: »Papa, wo lebt eigentlich der Löwe?« Dein dreijähriges Kind hat vielleicht gerade an einen Löwen gedacht, weil es am Vortag im Zoo war oder es sich ein Tierbuch angeschaut hat. Was würdest du nun spontan antworten? Wie würdest du auf diese Frage reagieren? Die meisten von uns würden wohl kurz und knackig etwas sagen wie: »In Afrika.« Niemand würde sich vermutlich die Zeit nehmen und in epischer Breite erklären: »Ja nun, also, der Löwe ist ein Säugetier und lebt meistens im Rudel. Er lebt in Afrika und frisst Fleisch. Er jagt und das ist ganz wichtig, weil …« Die wenigsten Eltern würden wohl einen ganzen Lexikonartikel zitieren. Aus gutem Grund: Es überfordert die Kinder und schießt übers Ziel hinaus. Und so gilt auch generell: Je jünger das Kind ist, umso kürzer und einfacher sollte die Antwort sein.

Fachgerecht antworten: Je nach Alter und Entwicklungsstand

Beispielfrage: »Wo kommen die Babys her?«

Antwortmöglichkeiten:

- 0–3 Jahre: »Aus dem Bauch.«
- 4–5 Jahre: »Babys wachsen im Bauch in der Gebärmutter und kommen dann bei der Geburt entweder bei der

Vagina raus oder über einen Kaiserschnitt aus dem Bauch.«

- 6–7 Jahre: »Babys entwickeln sich in der Gebärmutter aus einer Samenzelle und einer Eizelle neun Monate lang. Danach wird das Baby bei der Geburt über die Vagina auf die Welt gebracht oder bei einem Kaiserschnitt – das ist eine Operation – aus dem Bauch gehoben.«

Es darf also mit zunehmendem Alter und fortschreitender Entwicklung immer etwas mehr Information für das Kind sein. Auch die Begriffe können dementsprechend angepasst werden. Die Antworten, die du oben findest, sind Vorschläge. Du kannst auch deinem vierjährigen Kind schon erklären, was Sex ist und wie dabei Kinder entstehen können. Es kann also sein, dass die obige Antwort für Sechs- bis Siebenjährige bereits für dein vierjähriges Kind geeignet ist. Du kennst das Kind, das du begleitest, am besten. Wähle also eine Antwort aus, die nach deinem Empfinden zu seinem Alter und seinem Entwicklungsstand passt.

Solltest du dir unsicher sein, kannst du mit einer kurzen, einfachen Antwort beginnen und dann abwarten. Will dein Kind mehr wissen? Oder nicht? Und auch, wenn du mal »zu viel« erzählst, weil dir das Thema so wichtig ist oder du es nicht gut auf den Punkt bringen kannst, sei unbesorgt. Kinder sind hervorragend darin, Unwichtiges einfach auszublenden. Kannst du auf die Schnelle gar keine Antwort aus dem Ärmel schütteln, ist das auch in Ordnung. Du kannst dann z. B. sagen: »Ich weiß es nicht, aber das ist ein sehr spannendes Thema. Ich werde mich erkundigen, denn ich will dir eine gute Antwort geben.«

Wenn es dir hilft, Antworten zu finden und zu geben, nutze dazu gerne visuelle Unterstützung, z. B. in Form von Büchern. Das macht deine Antwort nicht nur anschaulicher, sondern dein Kind kann auch zu einem späteren Zeitpunkt noch einmal in dem Buch blättern, wenn es das möchte.

Dass dein Kind sich stets ernst genommen fühlt und merkt, dass es seine Fragen stellen und darauf vertrauen kann, eine Antwort zu bekommen, ist sehr wichtig. Bekommt es keine Antwort und spürt womöglich zusätzlich noch Abneigung in deiner Reaktion, wird ihm vermittelt, dass solche Fragen zu Hause nicht erwünscht sind.

Fachgerecht antworten: Je nach Wertehaltung

Beispielfrage: »Warum macht man Sex?«

Antwortmöglichkeiten:

- »Sex ist etwas, das zwei Menschen machen, weil es Spaß macht und ihnen guttut.«
- »Das machen zwei Menschen, weil sie ein Kind haben wollen.«
- »Das machen nur Leute, die verliebt ineinander sind und sich ganz, ganz nah sein wollen.«
- »Das macht man alleine oder zu zweit oder mit mehreren Menschen, wenn man Lust darauf hat und weil man es geil findet.«

Die Beispiele zeigen, dass die Wortwahl unsere eigenen Werte mittransportiert. Und diese Werte nehmen Kinder auf, wenn auch nicht bewusst. Hinzu kommt, dass sie ihre Eltern dabei beobachten, wie sie miteinander umgehen. Sind sie zärtlich zueinander? Wie streiten sie, wenn sie denn streiten? Und wie versöhnen sie sich? Was machen sie miteinander? Halten sie auch hin und wieder mal Händchen und geben sie sich einen Kuss? Oder ist so etwas absolut tabu? Das alles hat einen Einfluss auf die sexuelle Entwicklung von Kindern.

Bei der Wortwahl kommt es auch darauf an, die fachlich korrekten Begriffe zu verwenden. Viele Eltern neigen zu Verniedlichungen: »Pimmelchen« oder »Piepmatz« statt Penis – und »Mumu« statt Vulva. Wenn du nicht weißt, wie ein Begriff heißt, recherchiere ihn. Viele Erwachsene kennen z.B. den Unterschied zwischen Vagina und Vulva nicht.

Begriffe für das weibliche Genital

Scheide

bezeichnet eigentlich nur den innen liegenden Muskelschlauch. Viele verwenden ihn aber falsch und bezeichnen damit das ganze Genital. Es gibt Menschen, die den Begriff »Scheide« ablehnen. Der Grund dafür ist, dass der Begriff an die Schwertscheide denken lässt, in die ein Schwert gesteckt wird. Demnach wird das weibliche Genital zu einem Objekt gemacht, in das jemand etwas hineinsteckt.[3] Dennoch ist Scheide in der Regel der Begriff, der den meisten Kindern geläufig ist. Das merke ich in meiner täglichen

Arbeit. Daher verwende ich den Begriff, damit die Kinder verstehen, worüber ich spreche.

Vagina

meint nur den inneren Teil des weiblichen Genitals. Der Begriff wird oftmals falsch verwendet und für das gesamte Genital benutzt. Sie ist ein etwa sieben bis dreizehn Zentimeter langer Muskelschlauch, der bei Erektion gut durchblutet, feucht und beweglich wird.

Vulva

bezieht sich auf die inneren und äußeren Vulvalippen (manche sprechen von »Schamlippen«) und die Klitorisperle sowie alles, was du von außen am Genital sehen kannst. Zur Vulva gehört auch der Venushügel und Intimbehaarung.

Vulvina

meint den äußeren sowie den inneren Bereich des medizinisch »weiblichen« Genitals und ist eine Worterfindung der Sexualpädagogin Ella Berlin.[4]

Auch hier gilt: Es gibt nicht *den einen* Begriff. Verwende den Begriff, mit dem du dich am wohlsten fühlst.

Das Verniedlichen der Genitalien ist problematisch, weil wir sie damit entwerten. Indem wir allen Körperteilen ihren medizinisch korrekten Namen geben – denken wir an: Arme, Beine, Augen, Füße etc. –, unsere Genitalien aber mit Kosenamen versehen, bekommen Letztere einen anderen Stellenwert. Ausgenommen sind dabei liebevolle Begriffe, die die Kinder selbst erfunden haben. Dennoch gilt: Fachlich korrekte Begriffe sind unumgänglich und Kosenamen sollten mehr als Ergänzung, weniger als einzige Option, betrachtet werden.

Versuch doch mal, deinem Kind zu sagen: »Hast du auch deinen Penis/deine Vulva sauber gemacht?« Denn du würdest ja auch sagen: »Wasch dir bitte die Hände!« Vor deinem Kind die Begriffe »Penis« oder »Vagina/Vulva« auszusprechen, kann sich anfangs merkwürdig anfühlen. Und es fällt uns besonders dann schwer, wenn wir nicht damit aufgewachsen sind, dass diese Begriffe selbstverständlich verwendet wurden. Wir sind schambehaftet, was das »da unten« anbelangt. Aber das ist eine Frage der Übung. Und wir dürfen die Brücke schlagen: zwischen der Generation vor uns, die uns Scham vorgelebt hat, und der Generation nach uns, unseren Kindern, die freier leben darf.

Dabei hilft es, wenn wir unseren Kindern Vielfalt vorleben. Wenn bei Kleinkindern – z. B. bei der Betrachtung eines nackten Geschwisterkindes – der Gedanke »Hey, das sieht ja anders aus als bei mir« aufkommt, wäre es wünschenswert, nicht nur zu sagen: »Es gibt Männer und Frauen.« Sondern auch zu erklären: »Es gibt Menschen, die einen ganz kleinen/großen/dünnen/krummen Penis haben oder die eine kleine/große Vaginalöffnung und gewellte/kleine/große/weiche Vulvalippen haben. Es sieht bei allen unterschiedlich aus.« Denn dadurch erfahren Kinder von Anfang an, welche Vielfalt es gibt.

Meistens ist es so, dass wir Erwachsene mit diesen Themen überfordert sind und weniger unsere Kinder. Meine Erfahrung aus den Workshops und Gesprächen ist: Kinder können mit der Vielfalt sehr gut umgehen. Wir dürfen unseren Kindern also manchmal etwas mehr zutrauen, als wir glauben. So lernen sie schon früh: »Ist ja ganz egal, wie man da unten aussieht, es macht nicht die Persönlichkeit aus.«

Doch aller Anfang ist schwer. Du bist mit deinen Ängsten, Zweifeln und Sorgen nicht allein. Auch meine Wangen erröteten zu Beginn meines Weges als Sexualpädagogin. Auch mir verschlug es schon mal die Sprache. Vor allem bin ich immer wieder davon überrascht, welche Fragen schon im Grundschulalter gestellt werden und welche Begriffe Kinder aufschnappen, ohne deren Bedeutung zu kennen.

Und genau das ist der entscheidende Punkt. Verstehen die Kinder, was sie hören und sehen, wird das Ganze weniger aufregend und dramatisch. Erklär doch mal deinem Kind die krassesten Schimpfwörter, die es kennt – und es wird sie schon ziemlich bald nicht mehr verwenden. Auch Sexualität wird nicht mehr das Allerspannendste sein, wenn offen darüber geredet wird. Aber je mehr Geheimnisse und Unklarheiten sich um das Thema ranken, desto interessanter wird es.

Heikle Fragen, mögliche Antworten

Damit du es etwas einfacher hast, folgen nun ein paar Fragen aus meinem Grundschul- und Kindergarten-Nähkästchen, die mir von Kindern gestellt wurden. Vielleicht helfen dir meine Antworten dabei, für dich selbst gute Antworten zu finden. Viel Spaß dabei, genieße die schamlose Neugierde der Kinder!

Im Allgemeinen

1. WAS KRIBBELT DA SO SCHÖN?

»In unserem Körper können wir viele unterschiedliche Gefühle spüren. Einige davon fühlen sich ganz angenehm, aufregend und kribbelig an. Andere sind unangenehm oder fühlen sich vielleicht sogar peinlich an. Und dann gibt es noch Gefühle, die nicht so ganz eindeutig sind für uns. Das kannst du dir wie eine Ampel vorstellen: Bei Grün passt alles, bei Rot zeigt dir dein Körper ganz klar an, dass du das nicht magst. Außerdem gibt es Situationen, in denen unsere Gefühle auf Gelb sind. Dann wissen wir nicht so recht, ob das gerade noch für uns passt oder schon zu viel ist.

Manche Menschen spüren auch hin und wieder ein Kribbeln in ihren Genitalien. Das nennt man Erregung und es ist für die meisten Menschen ein feines Gefühl.«

2. WAS FÜHLT SICH FÜR MICH GUT AN UND WAS NICHT?

»Die Ampelfarbe Grün steht dafür, dass es dir in einer Situation total gut geht. Es ist angenehm, du fühlst dich ganz sicher und wohl. Knallrot wäre hingegen, wenn eine Situation für dich überhaupt nicht (mehr) passt. Das geht gar nicht. Es geht dir furchtbar. Du fühlst dich ganz schlecht. Und dann gibt's viele Situationen, die auf einmal gelb werden. Das wäre dieses komische Gefühl: ›Ich bin mir nicht mehr so ganz sicher, ob das passt oder nicht. Keine Ahnung. Irgendwie ist mir schon ein bisschen mulmig, aber ich will doch noch mitmachen.‹ Stell dir vor, du bist auf dem Spielplatz und spielst mit deinen liebsten Freund*innen. Dann ist deine Ampel wahrscheinlich grün. Stell dir vor, dass nun ein Kind dazukommt, das du nicht so gerne magst – oder deine Freund*innen plötzlich ein Spiel vorschlagen, auf das du keine Lust hast. Dann wird deine Ampel vermutlich auf Gelb umschalten oder vielleicht sogar auf Rot. Deine Gefühle zeigen dir an, wie es dir in einer Situation gerade geht, und das kann sich auch schnell verändern.«

3. WARUM IST EUCH DAS THEMA EIGENTLICH SO PEINLICH?

»Für uns war es nicht selbstverständlich, dass unsere Eltern uns Fragen zu dem Thema beantwortet haben. Wir selbst haben noch nicht so richtig gelernt, darüber zu sprechen, aber wir wollen dir gute Antworten auf deine Fragen geben – und ich bin mir sicher, dass wir das zusammen hinbekommen werden.«

4. WARUM SAGEN DIE MEISTEN ELTERN, DASS GOTT UNS GESCHICKT HAT?

»Einige Menschen glauben an Gott oder an etwas, das uns erschaffen hat und auf uns aufpasst. Für viele ist es ein Geschenk, wenn sie ein Kind bekommen, und sie freuen sich sehr darüber. Sie glauben, dass ein Kind ein Geschenk Gottes ist, und sagen das deswegen. Manche Erwachsene wissen auch einfach nicht so genau, wie sie Kindern Fragen zum Thema Sexualität erklären sollen. Es fehlen ihnen die Worte dafür, weil sie nicht gelernt haben, wie man darüber sprechen kann.«

Baby, Schwangerschaft und Geburt

5. WO KOMMT DENN DAS BABY RAUS?

»Durch die Scheide, da ist eine Öffnung und die kann sich, wenn ein Kind auf die Welt kommt, ganz weit dehnen. Das ist ein Muskelschlauch, durch den das Baby geboren wird. Manche Kinder kommen auch mit einem Kaiserschnitt zur Welt. Da wird bei einer Operation mit einem kleinen Schnitt das Baby aus dem Bauch rausgehoben.«

Kinder, die von ihren Eltern erzählt bekommen haben, ein Kaiserschnittbaby gewesen zu sein, sind meistens besser aufgeklärt, weil es den Eltern leichter fällt, das zu erklären. Eine Operation am Bauch scheint weniger schambehaftet zu sein als ein Gespräch über das weibliche Genital. Doch mit ein bisschen Übung wird es dir auch gelingen, deinem Kind eine vaginale Geburt zu erklären.

6. WIE KOMMT DAS BABY DENN DA ÜBERHAUPT REIN?

»Im Bauch von der Mama wachsen Eizellen und in Papas Hoden wachsen Samenzellen. Und wenn eine Samenzelle und eine Eizelle zusammentreffen, kann daraus ein Kind entstehen und das kann in Mamas Bauch wachsen. Damit die Samenzelle zur Eizelle gelangt, kann die Vagina einen Penis aufnehmen und aus dem Penis kommen dann die Samenzellen zur Eizelle geschwommen.«

Das wäre eine ganz simple Erklärung, die du je nach Alter und Interesse des Kindes abwandeln kannst. Du kannst aber auch das Bild einer Gebärmutter mit Eierstöcken und Eiern zeigen. Ich selbst habe in meinen Workshops immer eine Gebärmutter aus Plüsch dabei, weil sie ganz und gar nicht bedrohlich aussieht. Dann erklärst du z. B.:

»Einmal im Monat reift eine Eizelle heran und wandert durch den Eileiter in die Gebärmutter hinein. Und wenn sie dort auf eine Samenzelle trifft, dann kann ein Kind entstehen. Das wächst dann da drinnen heran. Da wird auch eine Gebärmutterschleimhaut aufgebaut. Das kann man sich vorstellen wie ein Vogelnest. Vögel bauen nämlich auch ein Nest, wenn sie Kinder bekommen, damit sich die Kleinen wohlfühlen, alles schön weich und warm und gemütlich für sie ist. So baut auch der Körper der Frau ein Nest, in dem sich eine Eizelle oder ein Baby wohlfühlen und gut wachsen kann.«

7. WIESO GIBT ES MICH?

»Weil ohne dich unser Leben richtig langweilig wäre. Wir finden es toll, dass du da bist!«

Das ist nur eine Antwortmöglichkeit von ganz vielen. Du kannst die Existenz deines Kindes auch aus biologischer, religiöser, philosophischer oder einer ganz anderen Perspektive erklären.

8. MIT WIE VIELEN JAHREN KANN MAN SCHWANGER WERDEN?

»Um schwanger zu werden, braucht es einen Menschen mit Gebärmutter und Eierstöcken, der in der Pubertät war und geschlechtsreif ist. Etwa einmal im Monat lässt die Gebärmutter eine Eizelle wachsen. Trifft diese Eizelle in der Gebärmutter auf eine Samenzelle (die in den Hoden von einer Person mit Hoden produziert wird, wenn sie geschlechtsreif ist), kann daraus ein Mensch entstehen und die Person mit Gebärmutter schwanger sein. Die meisten bekommen zwischen neun und sechzehn Jahren ihre erste Periode.«

9. SPÜRT MAN DAS, WENN MAN KINDER BEKOMMT?

»Die Befruchtung spüren nur sehr wenige Menschen. Die meisten Menschen spüren aber, wenn es so weit ist, also die Geburt losgeht. Viele sagen, dass da eine große Kraft im Körper spürbar ist, wenn das Baby auf die Welt kommen will. Oft nennen sie das Wehen. Manche freuen sich schon sehr und sind einfach nur aufgeregt und glücklich. Andere sind nervös oder haben Schmerzen. Für jeden Menschen fühlt sich eine Geburt anders an. Wenn das Baby dann aber da ist, sind die meisten Menschen erleichtert und freuen sich sehr.«

Sex und Selbstbefriedigung

Um Kindern auf die Fragen »Was ist Sex?« oder »Muss ich auch mal Sex haben?« zu antworten, empfehle ich die sogenannte Sex-Ampel. Diese Methode nutze ich sowohl in Workshops mit Kindern und Jugendlichen, aber auch in der therapeutischen Arbeit mit Erwachsenen. Besonders anschaulich wird es für Kinder, wenn während des Erklärens eine Ampel gemalt wird.

Die Sex-Ampel[5]

Es braucht 3 grüne Ampeln:

1. **Die erste Ampel** steht für den Kopf. Dazu gehören Fragen wie: Habe ich mir schon kognitiv Gedanken über Sex und Sexualität gemacht? Tut Sex weh? Warum hat man Sex? Wie lange dauert Sex? Bin ich bereit dafür?
2. **Die zweite Ampel** steht für das Bauch- oder Herzgefühl. Dazu gehören Fragen wie: Fühle ich mich in der Situation wohl? Geht es mir gut? Fühle ich mich mit der anderen Person wohl? Ist die ganze Situation so, dass ich von meinem Bauchgefühl, vom Herzen her, sagen kann: »Ja, ich fühle mich wohl«?
3. **Die dritte Ampel** steht für das Genital. Dazu gehören Fragen wie: Wird der Penis steif? Ist die Vagina gut durchblutet, wird also der Muskelschlauch feucht? Hinzu sollte eine genitale Erregung kommen: Spüre ich ein »Kribbelgefühl« in meinem Körper (das sich für jeden Menschen anders anfühlt)?

Wenn alle drei Ampeln – Kopf, Bauch und Genital – auf Grün stehen, ist alles in Ordnung. Wenn jedoch auch nur eine auf Gelb oder vielleicht sogar Rot steht, ist nicht alles in Ordnung und es gilt, die Situation zu unterbrechen und seine Gefühle dem Gegenüber offen zu kommunizieren. Die entscheidende Frage, die man sich immer wieder stellen sollte, ist also: »Sind meine drei Ampeln auf Grün?«

Mithilfe der Ampel lernen Kinder schon früh, dass es ganz wichtig ist, auf die eigenen Bedürfnisse zu schauen, und dass man formulieren darf, wenn sich etwas in einer Situation nicht richtig anfühlt – auch wenn sie selbst noch nicht sexuell aktiv sind.

10. WAS IST SEX?

»Wenn zwei Menschen alle Ampeln auf Grün haben, dann kann man miteinander Sex haben. Die meisten Erwachsenen verstehen unter Sex, dass ein Penis und eine Vagina sich kennenlernen. Der Penis denkt sich: ›Oh, was für eine tolle Vagina!‹ Und die Vagina denkt sich: ›Was für ein toller Penis!‹ Und dann kann die Vagina den Penis aufnehmen, wenn sie möchte. Das ist für viele Sex oder auch Geschlechtsverkehr. Aber eigentlich kann Sex alles sein, was sich für Menschen, egal welche Genitalien sie haben, gut anfühlt – und wo die Sex-Ampel auf Grün ist.«

11. MUSS MAN SEX MACHEN?

»Nein, niemand muss Sex machen. Nur, wenn man Lust hat, sich dabei wohlfühlt und erregt ist, kann man Sex haben. Manche Menschen leben ohne Sex, weil es sich für sie nicht gut anfühlt oder sie keine Lust haben. Das ist wie mit Eiscreme. Manche mögen Schokoladeneis, andere lieber Vanille. Manche mögen auch gar kein Eis. So ist das mit Sex auch.«

12. IST ES NORMAL, VON SEX ZU TRÄUMEN?

»Wir alle träumen ganz viel. Manche Menschen können sich gut an ihre Träume erinnern, andere weniger. Unser Gehirn verarbeitet beim Schlafen alles, was wir den Tag über erleben und wahrnehmen. Es ist also vollkommen normal, manchmal auch von Sex zu träumen.«

13. WARUM IST KINDERMACHEN SO EKLIG?

»Menschen haben nur dann Sex miteinander, wenn sie das wirklich wollen, wenn sie Lust darauf haben. Ansonsten machen sie das nicht. Ich verstehe, dass du das supereklig findest, ich habe das als Kind auch eklig gefunden. Aber es kann sein, dass sich das im Laufe deines Lebens irgendwann einmal ändert.«

Auf diese Weise übermittelst du deinem Kind, dass Sexualität schön und wertvoll sein kann. Das ist ein Grundbild, das ich gerne stärken möchte: Sexualität ist nichts Negatives, nichts Schlechtes, nichts Schambehaftetes oder Schmerzhaftes. Sondern sie ist lustvoll, angenehm und tut uns gut.

14. WIE KOMMT DIE SAMENZELLE ZU EINER EIZELLE?

»Wenn beide Menschen Lust darauf haben oder ein Kind bekommen wollen, dann ist es so, dass der Penis ganz steif und fest wird, wenn der Mann Lust auf Sex hat. Bei der Frau ist es so, dass die Vagina – das ist ein Muskelschlauch, den man nicht sieht – ganz weich und dehnbar und ein bisschen größer und auch feucht wird und die kann dann gut einen Penis aufnehmen.«

Bei dieser Frage hängt die Antwort stark von deinen Werten ab, wie ich oben schon erklärt habe. »Einen Penis aufnehmen« ist eine andere Formulierung als »ein Penis wird eingeführt«, »gleitet in die Vagina hinein«, »wird in die Scheide gesteckt« oder »dringt in die Scheide ein«. Du kannst es so formulieren, wie du möchtest. Ich ziehe das Wort »aufnehmen« in diesem Zusammenhang vor, weil damit der Vagina eine aktivere Rolle zugeschrieben wird.

»Und wenn sich das richtig gut anfühlt für die beiden, dann bewegen sie sich meistens noch ein bisschen und rubbeln aneinander oder wackeln. Und dann kann es auch sein, dass die Menschen einen Höhepunkt haben. Die meisten nennen das ›Orgasmus‹ und es fühlt sich für viele so an wie ein Feuerwerk. Beim Penis kommt dann oft eine weißliche Flüssigkeit vorne bei der Eichel raus und da sind die Samenzellen drin. Diese Samenzellen sind so klein, dass man sie gar nicht sehen kann. Die sieht man nur unter einem Mikroskop.«

Das wäre schon eine detailliertere Erklärung. Du kannst hierbei Teile weglassen und umformulieren – je nachdem, wie interessiert dein Kind ist.

»Da sind Millionen von Samenzellen oder Spermien drin und eine davon darf die Eizelle befruchten.«

Die meisten Kinder finden es genauso spannend wie wir, dass aus solchen mikroskopisch kleinen Teilchen jeder Mensch entstanden ist und neun Monate im Bauch gewachsen ist. Lass dein Kind also an deinem Wissen teilhaben. Natürlich kannst du dabei auch erklären, wie z. B. eine künstliche Befruchtung funktioniert.

15. WAS SOLL ICH TUN, WENN ICH EUCH BEIM SEX HÖRE?

»Es kann sein, dass Menschen beim Sex auch stöhnen, und das können dann vielleicht auch andere hören, manchmal hört man vielleicht auch das Bett quietschen. Wichtig ist, dass man weiß, dass die Menschen, die man da gerade hört, keine Schmerzen haben. Es kann aber unangenehm sein, wenn man z. B. seine Eltern beim Sex hört. Wir werden uns bemühen, beim nächsten Mal leiser zu sein.«

16. KANN MAN BEIM SEX STERBEN? / TUT SEX WEH?

»Nein – so wie wir Sex verstehen, sollte Sex nie wehtun. Menschen haben nur dann Sex, wenn alle Beteiligten das auch möchten. Es kann manchmal sein, dass der Körper noch nicht richtig aufgewärmt ist. Die Vagina wärmt sich auf, indem sie gut durchblutet und feucht wird und die Klitoris anschwillt. Ein Penis wird auch gut durchblutet und steif. Sex ist etwas Schönes – dabei stirbt man nicht.«

17. KANN MAN SCHWANGER WERDEN, OHNE SEX ZU HABEN?

»Kann man nicht. Es braucht eine Eizelle und eine Samenzelle und die können sich nur treffen, wenn Spermien in die Vagina und dann weiter in die Gebärmutter schwimmen. Schwanger wird man nur, wenn man miteinander Sex hat (oder bei einer künstlichen Befruchtung).«

18. WAS IST »POPOFICKEN«?

»Es gibt Menschen, die mögen es, am Anus, also rund um das Po-Loch, massiert zu werden. Vielleicht auch einen Finger oder einen Penis reinzustecken oder aufzunehmen. Das fühlt sich für jeden Menschen anders an. Aber auch hier gilt: Es wird nur gemacht, was für alle OK ist und worauf sie Lust haben.«

19. WAS IST BLASEN/LECKEN?

»Das Wort ›blasen‹ kommt nicht vom Pusten, wie du es von Seifenblasen kennst, sondern es ist ein anderes Wort für Oralsex. Es gibt Menschen, die finden es total angenehm, wenn man die Genitalien ableckt, abschleckt und in den Mund nimmt. Andere verziehen schon das Gesicht, wenn sie nur daran denken, und finden es total eklig. Das machen nur Menschen, wenn sie darauf Lust haben und es für sie in Ordnung ist.«

20. WAS IST EIN »GANGBANG«?

»Darunter wird meist verstanden, dass viele Männer nacheinander oder nebeneinander mit einer Frau Sex haben. Dabei geht es meist nicht darum, dass alle Beteiligten Spaß haben. Oft ist es sehr gewaltvoll.«

21. WAS IST EIN DILDO?

»Ein Dildo ist ein Sexspielzeug. Vielleicht hast du schon mal eine Werbung davon gesehen. Viele Menschen nutzen gerne Spielsachen, wenn sie Sex mit sich selbst haben. Ein Dildo kann aus vielen Materialien bestehen: Kunststoff, Glas oder Holz. Meist sieht ein Dildo aus wie ein Penis, mit dem man sich selbst befriedigen kann. Manche finden das ganz toll, andere haben noch nie ein Spielzeug benutzt. Es gibt Dildos mit einem Motor, der vibriert, den nennt man dann Vibrator. Den Körper kann man aber auch ganz wundervoll ohne Spielzeug erkunden, z. B. mit den Händen.«

22. WAS IST »WICHSEN«?

Vielleicht hat dein Kind das Wort ›Wichser‹ im Alltag aufgeschnappt. Kein Wunder, dass es nun wissen möchte, was damit gemeint ist. Es ist ganz wichtig – auch wenn dein Kind das Wort als Schimpfwort gehört haben sollte –, ihm die tatsächliche Bedeutung des Wortes zu erklären. Dann wird es viel unwahrscheinlicher, dass es selbst damit um sich schimpft.

»Das ist ein anderes Wort für Selbstbefriedigung, also ›Sex mit sich selbst‹. Man kann sich selbst berühren, den Intimbereich streicheln, sich reiben, massieren, rubbeln – man kann alles machen, was sich gut anfühlt. Man muss das aber nicht tun, nur wenn man Lust dazu hat. Es kann helfen, den eigenen Körper besser kennenzulernen. Und manche Menschen nennen das eben ›wichsen‹.«

23. WIE LANGE DAUERT ES, ZU »WICHSEN«?

Wichsen, jaxxen und andere Begriffe für Masturbation und Selbstbefriedigung kommen regelmäßig vor und auch da kann man sagen:

»Wichsen ist ein anderes Wort für Selbstbefriedigung oder Solo-Sex. Manche Menschen mögen es lieber langsam und länger, andere ganz kurz und schnell. Jeder Mensch mag es anders und das ist OK so. Hier gibt es keine genaue Zeitangabe.«

24. WAS IST »FINGERN«?

»Damit meint man die Selbstbefriedigung von Menschen mit einer Vulvina. Wenn man sich selbst streichelt und berührt, kann man sich dabei sehr wohlfühlen. Es kann sich auch gut anfühlen, wenn die Vagina einen oder mehrere Finger aufnimmt. Das nennt man dann fingern. Das können Menschen alleine oder miteinander machen.«

25. WIESO STÖHNT MAN BEIM SEX?

Bei dieser Frage ist es empfehlenswert, deinem Kind Vergleiche aufzeigen (siehe Kap. 2: Lustpackerl), z. B. so:

»Wenn dir etwas richtig gut schmeckt, was machst du dann? Machst du dann ›Hmmmmhh‹? Und wenn du dich ganz doll über etwas freust, was machst du dann? Vielleicht schreist du ›Juhuuuuu‹? Und weißt du noch, als ich dir gestern einen Witz erzählt habe, wie laut du dann lachen musstest? Alle haben dich gehört, so laut warst du! So ist es auch beim Sex. Wenn es einem Menschen richtig gut gefällt, kann es sein, dass er laut wird und stöhnt. Manchen gefällt es eben, Geräusche zu machen. Andere sind dabei lieber ganz leise.«

26. WIE LANGE DAUERT SEX?

Du kannst dir zur Beantwortung dieser Frage gerne wieder einen Vergleich zu einer anderen Handlung (z. B. spielen, basteln, malen) zur Hilfe nehmen und sagen:

»Auch hierfür gibt es keine genaue Zeitangabe. Die Menschen, die miteinander (oder auch eine Person mit sich selbst) Sex haben, machen das, was sich für sie gut anfühlt. Das dauert manchmal länger und geht ein anderes Mal ganz schnell – die meisten haben die Zeit dabei nicht so im Blick. Damit ein Kind entstehen kann, geht es nicht darum, wie lange der Sex dauert, sondern darum, dass Spermien aus dem Penis kommen und zum richtigen Zeitpunkt in der Gebärmutter auf eine Eizelle treffen.«

27. KANN EIN PENIS IN EINER SCHEIDE STECKEN BLEIBEN?

»Ich kann dich beruhigen. Du musst dir wirklich keine Sorgen machen. Ein Penis kann nicht in einer Vagina stecken bleiben und dann nie mehr herauskommen.«

28. KANN EINE SCHEIDE ZU KLEIN SEIN FÜR EINEN PENIS?

»Die Scheide ist ein sehr dehnbarer Muskelschlauch, der sich, wenn die Person Lust hat, dehnen kann und auch Flüssigkeit produziert. Wenn die Scheide mag, dann kann sie auch einen Finger, einen Penis oder ein Sexspielzeug aufnehmen. Da die Scheide so beweglich ist, kann sie sich an alles anpassen. Dinge, die zu Verletzungen führen können, sollten aber niemals in die Scheide eingeführt werden.«

29. AB WANN MACHT MAN SEX? / AB WANN DARF MAN SEX MACHEN?

»Jeder Mensch darf selbst entscheiden, wann er Sex machen möchte. Die meisten Menschen haben zwischen sechzehn und siebzehn Jahren zum ersten Mal Sex. Das heißt, dass es Menschen gibt, die früher, und genauso viele Menschen, die später ihr erstes Mal Sex haben. Da darf man wieder auf die Sex-Ampel schauen und wenn alle drei Ampeln grün sind, dann sind sie bereit dafür. Es gibt auch Menschen, die niemals Sex haben wollen, und das ist genauso OK.«

30. WIE MACHT MAN ALLEINE SEX?

»Manchmal will man sich selbst am ganzen Körper spüren und streicheln. Dabei fühlt es sich für viele im Genital ganz kribbelig und angenehm an. Wenn alle drei Ampeln auf Grün sind, dann kann man Sex mit sich selbst haben. Viele spüren dann ganz genau hin, was sich in dem Moment gut für sie anfühlt, und das machen sie dann auch. Selbstbefriedigung machen Menschen wieder nur dann, wenn sie wirklich Lust darauf haben.«

31. VON WO »FICKT« MAN EIGENTLICH?

»Das ist eine sehr spannende Frage. Tatsächlich ist das sehr unterschiedlich und die Menschen sind beim Thema Sex immer schon sehr kreativ gewesen. Wichtig ist auch hier: Menschen sollten das machen, was für sie angenehm ist. Alle Ampeln müssen also auf Grün stehen. Erlaubt ist, was allen Beteiligten gefällt.«

32. WIE FÜHLT SICH EIN ORGASMUS AN?

»Orgasmus, so wird der Höhepunkt beim Sex oder beim Solo-Sex genannt. Gemeint ist damit, dass sich die vielen guten Gefühle immer mehr steigern und sich irgendwann fast wie eine Explosion oder wie ein Feuerwerk entladen. Diese Entladung kannst du dir mit vielen positiven Gefühlen und körperlichen Reaktionen vorstellen. Wie genau sich ein Orgasmus anfühlt, ist schwierig zu beschreiben, denn jeder Mensch empfindet es anders und nicht jeder Orgasmus ist gleich. Man kann es vergleichen mit der Frage: Wie schmeckt Schokoeis? Das würde auch jeder Mensch anders beschreiben und manchmal hat man auch gar keine Worte dafür.«

Bei einem kleineren Kind könntest du die Frage vielleicht mit folgendem Beispiel erklären:

»Wenn ich ganz arg lachen muss, kommen mir irgendwann die Tränen, weil es so schön ist. Das kann beim Sex auch so sein und ich finde, dann fühlt es sich ganz schön und kribbelig an.«

33. WARUM NIMMT MAN EINEN PENIS IN DEN MUND?

»Das machen Menschen nur, wenn sie darauf Lust haben. Man muss nicht alles probieren. Manche mögen es gerne und finden, dass es sich ganz toll anfühlt, andere nicht. Alle Ampeln sollen auf Grün sein. Es gibt viele Möglichkeiten, schöne kribbelige Gefühle zu bekommen.«

34. WIE FÜHLT SICH KÜSSEN AN?

»Küssen fühlt sich für jeden Menschen anders an. Es kann aufregend und kribbelig sein, aber auch komisch, lustig und noch vieles mehr. Auf jeden Fall ist es mit ganz vielen Gefühlen verbunden und deshalb ist es auch hier wichtig, dass bei Bauch, Kopf und Genital die Ampel auf Grün steht.«

35. WARUM FÜHLT SICH SEX GUT AN? / TUT SEX GUT?

»Warum schmeckt Schokolade so gut? Warum ist es gemütlich, sich in eine Decke zu kuscheln? Warum lieben so viele Menschen es, Sonnenstrahlen auf der Haut zu spüren? Es gibt so vieles, das wir nicht konkret beantworten können. Sex hat viel mit Nähe, Berührung, miteinander sprechen und Gefühlen zu tun – das alles gehört für uns Menschen zum Leben dazu. Und darum kann sich Sex für uns gut anfühlen. Jeder Mensch sollte so leben, wie es sich für ihn gut und richtig anfühlt.«

36. MIT WIE VIELEN JAHREN HAT MAN SEINEN ERSTEN KUSS?

»Es kann sein, dass du einen Menschen triffst, den du total faszinierend findest und in den du dich verliebst. Vielleicht möchtet ihr euch dann gerne küssen. Es kann aber auch einfach so passieren. Auch das ist wieder ganz unterschiedlich: Manche Menschen sind neugierig darauf und probieren es schon früh einfach aus, andere machen es lieber etwas später mit einem Menschen, den sie schon gut kennen. Das Alter ist dabei nicht entscheidend.«

37. WIE KÖNNEN ZWEI FRAUEN / ZWEI MÄNNER MITEINANDER SEX HABEN?

»Genauso wie alle anderen Menschen auch. Sie machen das, was sich für beide gut anfühlt, z. B. sich am ganzen Körper streicheln, die Genitalien berühren oder knutschen. Die Menschen, die miteinander Sex haben, machen das so, wie es für sie OK ist.«

38. WIESO GIBT ES ZWÖLFJÄHRIGE, DIE SEX HABEN?

»Jeder Mensch ist anders. Vielleicht sind sie neugierig? Vielleicht möchten sie auch einfach wissen, wie sich das anfühlt, oder haben Lust darauf. Jeder Mensch darf selbst entscheiden, was sich wann richtig anfühlt. Aber es gibt auch Gesetze, über die man sich zuvor erkundigen sollte.«

39. IST DER ERSTE SEX TOLL?

»Was die Menschen als ersten Sex verstehen, ist sehr unterschiedlich. Der erste Sex mit sich selbst kann sehr aufregend sein. Auch beim ersten Sex mit anderen Personen bist du wahrscheinlich aufgeregt. Das ist ganz normal. Wenn alle Ampeln auf Grün sind, wird Sex bestimmt toll.«

40. WAS HEIẞT »DOGGY«?

»›Doggy‹ heißt ›doggy‹, weil eine Person auf allen Vieren kniet und die andere Person dahinterkniet. Dabei kann ein Penis oder ein Sexspielzeug aufgenommen werden. Für manche fühlt sich das besonders gut an, andere mögen es nicht. Das ist ganz unterschiedlich.«

Periode

41. WARUM BLUTEN FRAUEN AUS DER SCHEIDE? UND TUT DAS WEH?

Vielleicht stand die Klotür offen, als gerade Tampon, Menstruationstasse oder Binde gewechselt wurde – und schon stellt dein Kind sich und dir diese Frage. Es ist ganz wichtig zu erklären, dass es sich bei der Periode nicht um eine Verletzung handelt. Da die meisten Kinder Blut nur von Schnitt- oder

Schürfwunden kennen, können sie schnell auf diesen Gedanken kommen. Eine Antwortmöglichkeit:

»Das ist die Gebärmutterschleimhaut, die aufgebaut wird. Der Körper bereitet sich einmal im Monat vor, ein Baby heranwachsen zu lassen. Du weißt noch, dieses Nest, von dem ich dir erzählt habe? Wenn die Eizelle nicht befruchtet wird, dann wird dieses Nest sozusagen mit der Eizelle und ein bisschen Blut wieder rausgespült. Es tut üblicherweise nicht weh. Dennoch kann es sein, dass manche Menschen ein bisschen Schmerzen haben, weil die Gebärmutter ein Muskel ist, der sich verkrampft und wieder lockerlässt, damit die Gebärmutterschleimhaut gut rausgeht. Dieses Verkrampfen spüren manche Leute und die kriegen dann ein Bauchziehen oder auch ein bisschen Rückenschmerzen. Bei manchen kann das auch ganz stark sein. Dann sollte man das ärztlich abklären lassen.«

Es ist sinnvoll, Kindern nicht schon, bevor sie ihre Regelblutung bekommen, Angst davor zu machen. Denn sollten sie tatsächlich sehr stark bluten oder vielleicht sogar unter Endometriose leiden, kannst du sie darüber informieren, wenn es so weit ist.

Das Thema Periode ist leider immer noch schambehaftet, obwohl es ein ganz natürlicher Prozess ist, der, wenn wir unserem Körper die nötige Zeit geben, mit den Hormonveränderungen umzugehen, sehr wertvoll sein kann – und von vielen Menstruierenden auch so erlebt wird. Letztlich hast du das beste Gespür dafür, wie viele Informationen dein Kind möchte und braucht. Vertraue dir.

42. WIE MERKE ICH, OB ICH DIE PERIODE BEKOMME?

»Es kann sein, dass du es an einem weißen Ausfluss beim Abwischen auf dem Klo oder in deiner Unterhose bemerkst. Das ist ganz normal, deine Vagina reinigt sich von selbst und es kann ein Anzeichen dafür sein, dass deine Hormone dabei sind, sich auf diese Veränderung einzustellen. Die meisten Menschen bekommen ihre Periode zwischen dem neunten und dem sechzehnten Lebensjahr. Auch das ist ganz unterschiedlich. Wenn du sie mit siebzehn Jahren immer noch nicht hast, dann kannst du es von deinem Gynäkologen oder deiner Gynäkologin abklären lassen, wenn du dich dann sicherer fühlst.«

43. WAS IST EIN TAMPON?

»Er besteht aus gepresster Watte und sieht aus wie ein Zäpfchen. Den Tampon kann man sich in die Vagina einführen, wenn man die Regelblutung hat. Er saugt dann das Blut auf und hält es fest. Wenn er vollgesaugt ist, zieht man ihn an dem Faden wieder heraus. Es gibt Tampons zum Wegwerfen, aber auch Tampons aus Stoff, die man waschen und wiederverwenden kann.«

44. KANN EIN TAMPON IM KÖRPER VERLOREN GEHEN?

»Nein, das kann nicht passieren. Der Muttermund öffnet sich nur ein paar Millimeter, da passt kein Tampon durch. Er kann also nicht in der Gebärmutter verschwinden. Es kann aber passieren, dass mal der Faden abreißt, dann ist es gut zu warten, bis der Tampon vollgesogen ist. Und dann geht man am besten in die Hocke, um ihn mit den Fingern zu ertasten und rauszuziehen.«

45. KANN MAN EINEN TAMPON BENUTZEN, WENN MAN SPORT TREIBT?

Solch eine Frage stellen sich vor allem Kinder, die schon wissen, dass auch sie ihre Periode eines Tages bekommen werden. Hier ist es sinnvoll, dein Kind über die Vielfalt der Menstruationsprodukte aufzuklären. Erzähle ganz neutral, was es gibt und was Vor- und Nachteile sind.

»Ja, man kann einen Tampon benutzen, wenn man Sport treibt. Ein Vorteil ist, dass man sogar damit schwimmen gehen kann. Man kann aber auch mit Binden Sport machen. Zudem gibt es auch noch Menstruationstassen und Periodenunterwäsche. Gerne kann ich dir, wenn es so weit ist, alles erklären und wir suchen das für dich Passendste aus.«

46. IN WELCHE ÖFFNUNG GEHÖRT DER TAMPON?

»Ein Tampon oder auch eine Menstruationstasse wird in die Vaginalöffnung eingeführt. Diese befindet sich zwischen Harnröhre und Poloch. Wenn du nicht sicher bist, nimm doch einmal einen Spiegel zur Hand. Vom Bauchnabel abwärts befindet sich der Venushügel, danach kommt die Klitorisperle, wenn du die inneren Vulvalippen auseinanderziehst, kannst du erst die Harnröhrenöffnung und darunter die Vaginalöffnung sehen.«

Körper und Genitalien

47. WAS IST DIE PUBERTÄT?

»Pubertät bezeichnet die Zeit, in der sich ein Kinderkörper zu einem erwachsenen Körper entwickelt. Das fängt bei manchen schon mit acht oder neun Jahren und bei anderen erst später an. In dieser Zeit fangen viele Haare an zu sprießen: Barthaare, Achselbehaare und auch die Haare im Intimbereich. Generell können am ganzen Körper Haare wachsen. Auch unreine Haut und Pickel sind bei vielen in der Pubertät an der Tagesordnung. Zudem bekommen viele größere Brüste und auch die Genitalien verändern sich. Außerdem setzt bei Menschen mit einer Gebärmutter die Regelblutung ein und Menschen mit einem Penis erleben ihren ersten Samenerguss. Für die meisten ist das eine ganz schön aufregende Zeit, in der auch die Gefühle mal Achterbahn fahren können.«

48. WAS IST EINE GEBÄRMUTTER?

»Die Gebärmutter, auch Uterus genannt, gehört zu den inneren Geschlechtsorganen von Menschen mit einer Vulva. Sie befindet sich oberhalb der Vagina und hat die Form und auch die Größe einer – auf den Kopf gestellten – Birne. In den Eierstöcken, die links und rechts von der Gebärmutter liegen, reift in regelmäßigen Abständen eine Eizelle heran, die durch den Eileiter zur Gebärmutter wandert. Wenn eine Eizelle befruchtet wird, nistet sie sich in der Gebärmutter ein, denn diese bietet dem Baby bis zur Geburt Schutz. Der Uterus ist dann übrigens fast so groß wie eine Wassermelone.«

Deine Antwort kannst du je nach Alter des Kindes detaillierter ausfallen lassen. Es ist bei dieser Frage hilfreich, deinem Kind das Bild einer Gebärmutter zu zeigen. Denn visuell kann es deine Antwort viel leichter fassen – und Spaß macht es auch gleich viel mehr. Hast du keines zur Hand, frag dein Kind, ob es etwas Geduld hat und du dich zunächst gut informieren kannst, bevor du ihm die Frage ausführlich beantwortest.

49. WAS IST EINE SCHEIDE?

»Die meisten Menschen meinen damit das ›weibliche‹ Genital, also die äußeren und inneren Vulvalippen, die Klitorisperle, den Ausgang der Harnröhre und den Vaginaleingang. Ein anderer Ausdruck für all diese äußeren Genitalien ist ›Vulva‹. Der Begriff ›Scheide‹ wird oft falsch verwendet. Eigentlich beschreibt dieser Begriff nur den innen liegenden Muskelschlauch, den viele auch Vagina nennen. Sie ist ein dehnbarer, circa zehn Zentimeter langer Muskelschlauch, der die äußeren Geschlechtsorgane mit der Gebärmutter verbindet.«

50. WANN FANGEN DIE BRÜSTE BEI MÄDCHEN SO RICHTIG AN ZU WACHSEN?

»Die Brüste fangen in der Pubertät an zu wachsen. Das ist von Mensch zu Mensch ganz unterschiedlich. Bei den meisten lässt sich der Beginn der Pubertät auch gar nicht so genau feststellen. Brüste können sich außerdem ein Leben lang verändern.«

51. WIE GROẞ KÖNNEN BRÜSTE WERDEN?

Achte bei solchen Fragen gut darauf, deinem Kind die Vielfalt des menschlichen Körpers zu vermitteln.

»In der Pubertät beginnt die Brust zu wachsen. Wie groß die Brust wird, ist von Mensch zu Mensch verschieden. Auch im Erwachsenenalter kann sich die Größe der Brust immer wieder ändern. Beispielsweise durch Zu- oder Abnahme des Körpergewichts, während einer Schwangerschaft oder in der Stillzeit – und auch bei Erregung ist es möglich, dass die Brust aufgrund der starken Durchblutung größer wird.«

52. KANN EIN PENIS ZU KLEIN SEIN FÜR SEX?

»Nein, Penisse sehen ganz unterschiedlich aus und man kann mit jedem Penis tollen Sex haben, wenn man das möchte. Wenn jemand mit einem anderen Menschen Sex haben will, dann finden die meisten Menschen die Person an sich toll und wie groß oder klein die Genitalien sind, spielt keine Rolle.«

53. WIE LANG IST EIN PENIS?

Hier verhält es sich wie bei der Frage zur Brustgröße. Ganz viele Kinder machen sich schon in frühem Alter Sorgen, dass ihr Penis nicht der Norm entspricht. Stärke dein Kind und erkläre ihm:

»Es gibt ganz viele unterschiedliche Penisse. Ein Penis wird im Durchschnitt zehn bis zwanzig Zentimeter lang (bei einem erwachsenen Menschen) – das kommt auch darauf an, ob er gerade eine Erektion hat oder nicht. Aber auch alles darunter und darüber ist ganz normal.«

54. WARUM SEHE ICH DA UNTEN ANDERS AUS ALS MEINE BESTE FREUNDIN?

»Es gibt Menschen, die einen ganz kleinen/großen/dünnen/krummen Penis haben oder die eine kleine/große Vaginaöffnung und gewellte/kleine/große/weiche Vulvalippen haben. Es sieht bei allen unterschiedlich aus. Und wie diese Genitalien aussehen, sagt nichts darüber aus, welchem Geschlecht sich die Leute zugehörig fühlen. Die meisten Erwachsenen sagen aber, dass alle mit einer Vulva und Vagina Frauen sind und alle mit einem Penis Männer sind. Aber wir wissen, dass es auch Menschen mit einem Penis und einer Vagina gibt oder Menschen mit einem Penis, die sich als Frau fühlen, und Menschen mit einer Vagina, die sich als Mann fühlen. Und das ist alles vollkommen normal.«

55. WIESO WIRD EIN PENIS STEIF?

»Dein Penis kann, wenn du an etwas Schönes denkst oder wenn du ihn berührst, weil sich das gut anfühlt, steif werden. Manchmal passiert das aber auch einfach so, weil dein Körper prüft, ob überall Blut fließt. Das kann richtig doof sein, wenn du gerade in der Straßenbahn stehst und dein Körper diesen Check-up macht. Aber das können wir nicht beeinflussen. Das macht er ganz allein, manchmal auch mitten in der Nacht. Das ist ganz normal.«

56. WAS IST EINE »MORGENLATTE«?

»Wenn dein Körper in der Nacht kontrolliert, ob überall noch Blut fließt, kann es sein, dass du mit einem steifen Penis wach wirst. Wenn das der Fall ist, kannst du dich freuen: Das bedeutet, dass mit deinem Penis alles in Ordnung ist.«

57. WARUM RASIEREN MENSCHEN SICH?

Betone bei deiner Antwort dieser Frage die Entscheidungsmacht deines Kindes über seinen Körper. Denn hier beginnt das wichtige Lernen von Grenzen.

»Manche Menschen fühlen sich wohler, wenn sie glatt rasierte Beine oder einen rasierten Intimbereich haben, anderen wiederum gefällt es besser, wenn sie ihre Körperbehaarung ganz natürlich tragen. Du darfst ganz für dich alleine entscheiden, was dir besser gefällt und womit du dich wohler fühlst. Es ist dein Körper, über den du entscheiden darfst!«

58. WIE SCHMECKT SPERMA?

»Sperma ist – genauso wie Spucke, Ohrenschmalz oder Rotz – eine Körperflüssigkeit und kein Nahrungsmittel. Sperma hat einen ganz eigenen Geschmack und Geruch.«

Begriffe und Ausdrücke

59. WAS HEIẞT »NUTTE«?

»Nutte ist ein anderes Wort für Sexarbeiter*in. Meist wird es abwertend als Schimpfwort benutzt, um Frauen zu beleidigen. Sexarbeitende Personen sind Menschen, die dafür bezahlt werden, sexuelle Handlungen mit anderen durchzuführen.«

60. WAS IST EINE »SCHLAMPE«?

»Das ist ein Schimpfwort (meist für Frauen), die keine feste*n Partner*innen haben, sondern ihre Sexualität gern mit vielen verschiedenen Menschen ausleben. Jeder Mensch darf selbst entscheiden, wie oft oder mit wem er Sex haben möchte.«

61. WAS HEIẞT »JUNGFRAU«?

»So werden Menschen bezeichnet, die noch keinen Sex hatten. Man kann nicht von außen erkennen, ob jemand schon einmal Sex hatte. Nicht einmal ein*e Ärzt*in.«

Man könnte bei dieser Antwort auch das Jungfernhäutchen erwähnen.

»Falls du mal vom Jungfernhäutchen hören solltest, lass dich nicht stressen. Es gibt keine Schleimhaut, die den Eingang zur Vagina verschließt. Bei den meisten ist das nur ein fransiger Schleimhautkranz, der sehr dehnbar ist und nichts darüber aussagt, ob jemand schon mal Sex hatte oder nicht.«

62. WAS BEDEUTET »FLACHLEGEN«?

»Flachlegen ist ein anderes Wort für ›Sex haben‹. Viele Menschen mögen den Begriff nicht, da er sehr einseitig klingt und nicht so, als würden zwei Menschen etwas Schönes miteinander tun.«

63. WAS IST EIN »HURENSOHN«?

»Wenn dich jemand so beschimpft, beleidigt er eigentlich deine Mama als Sexarbeiterin. Denn ›Hure‹ ist ein Schimpfwort für Sexarbeiter*innen, also Menschen, die Sex mit anderen Menschen haben und dafür Geld annehmen.«

Verhütung

64. WAS BRINGT EIN KONDOM BEIM SEX?

»Kondome werden verwendet, um sich vor ungewollten Schwangerschaften und sexuell übertragbaren Krankheiten zu schützen. Sie bestehen aus Latex und sehen ähnlich aus wie ein langgezogener Luftballon. Diese Latexhülle wird über den steifen Penis gezogen. Beim Sex bleibt das Sperma in dieser Schutzhülle. So was gibt es übrigens auch für Menschen mit Vagina, man nennt es ›Femidom‹.«

65. WIE GROß KÖNNEN KONDOME SEIN?

»Kondome gibt es in den passenden Größen für jeden Penis. Die richtige Kondomgröße wird dabei an der Dicke und nicht an der Länge des Penis gemessen.«

66. WARUM GIBT ES KONDOME MIT GESCHMACK?

»Manche Menschen mögen es, wenn Kondome nach Erdbeere oder Schoko duften und auch schmecken. Ich kann dir aber versichern, dass eine echte Erdbeere hundertmal besser schmeckt.«

67. WAS MACHT MAN, WENN MAN SEX HABEN WILL, ABER KEINE KINDER MAG?

»Es gibt unterschiedliche Verhütungsmittel, die man verwenden kann, damit man beim Sex nicht schwanger wird. Kennst du bereits welche?«

Meistens kennen Kinder schon einige Verhütungsmittel, z. B. Kondom oder Pille. Das kannst du aufgreifen und dann erklären:

»Genau, es gibt viele Möglichkeiten, Sex zu haben, ohne Kinder zu bekommen. Jeder Mensch kann sich da etwas aussuchen und wieder selbst entscheiden, was für ihn passend ist.«

Sexuelle und geschlechtliche Vielfalt

68. WIE VIELE GESCHLECHTER GIBT ES EIGENTLICH?

»Vermutlich so viele, wie es Menschen gibt. In unserer Gesellschaft unterscheiden aber viele nur zwei Geschlechter: Männer und Frauen. Das ist zu wenig. Es gibt auch intergeschlechtliche Kinder und Erwachsene. Das bedeutet, das bei ihnen die ›medizinische‹ Definition nicht passt. Manche intergeschlechtlichen Menschen erfahren das gleich, wenn sie auf die Welt kommen. Andere erst später, z. B. in der Pubertät, wenn ihr Körper beginnt, sich zu verändern. Es gibt also mehr als zwei Geschlechter und es ist doch wundervoll, dass wir Menschen so unterschiedlich sind.«

69. IST ES OK, IN MÄDCHEN UND JUNGEN VERLIEBT ZU SEIN?

»Natürlich ist das OK. Du kannst mit Mädchen befreundet sein und mit Jungs befreundet sein, du kannst aber auch in Mädchen und Jungs verliebt sein. Es ist alles in Ordnung. Wir können uns nicht aussuchen, in wen wir uns verlieben oder wen wir weniger sympathisch finden. Das ist ein bisschen wie bei Eissorten: Manche mögen nur Schokoeis. Andere essen viel lieber Vanille oder Erdbeereis. Manche Menschen probieren gerne verschiedene Sorten aus. Aber nur, weil du Schokoladeneis liebst, würdest du niemanden dazu zwingen, auch nur noch Schokoeis zu essen, oder? Genauso ist es mit dem Verliebtsein.«

70. WIE ERKENNT MAN, OB MAN JUNGEN ODER MÄDCHEN MAG ODER BEIDE?

Auch diese Frage stellen sich sehr viele Kinder schon im Grundschulalter. Leider bereitet diese Thematik vielen Eltern und Bezugspersonen noch immer Sorge. Dabei gehen Kinder Homo- und Bisexualität unvoreingenommen an – bis sie zum ersten Mal (ab-)wertende Kommentare darüber hören. Versuche also, so neutral wie möglich damit umzugehen.

»Es gibt kein bestimmtes Alter dafür. Du bist in Ordnung, genau so wie du bist, und du bist gerade dabei, deine Sexualität und deinen Körper zu erkunden. Wenn du heute sagst, du glaubst, nur in Jungs verliebt zu sein, kann es sein, dass du morgen sagst, auch in ein Mädchen verliebt zu sein. Das kann sich ein Leben lang verändern. Es gibt auch Menschen, die sind mit einem Mann verheiratet und kommen mit fünfzig

Jahren drauf, dass sie doch in Frauen verliebt sein können – nichts davon ist schlecht. Wichtig ist für mich, dass es dir gut geht und dass du glücklich bist.«

71. WAS HEIẞT »TRANSSEXUELL«?

»Unter ›trans‹ verstehen die meisten einen Menschen, der sich nicht mit dem ihm bei der Geburt zugewiesenen Geschlecht identifiziert. Ärzt*innen schauen sich bei Babys den Körper an und bestimmen dann, ob es ein Junge oder ein Mädchen ist. Für manche passt das aber nicht und sie bezeichnen sich dann oftmals als trans.«

Medien und Prävention

72. MICH SCHREIBEN MANCHMAL FREMDE MENSCHEN AN, WENN ICH MEIN LIEBLINGSSPIEL AM COMPUTER SPIELE. IRGENDWIE IST MIR DAS UNANGENEHM. WAS SOLL ICH TUN?

»Ich bin für dich da. Wenn dich jemand anschreibt und du dich dabei nicht wohlfühlst, dann sprich mit mir oder einer anderen Person, der du vertraust, darüber. Du darfst jederzeit zu mir kommen. Ich verspreche dir, dass ich nicht schimpfen werde. Manchmal schreiben in solchen Spielchats gar keine anderen Kinder, sondern Erwachsene, die so tun, als ob sie Kinder sind. Am besten antwortest du also nicht, sondern kommst gleich zu mir.«

73. TANTE LILLI HAT VON MIR EIN FOTO AM BADESEE GEMACHT, ALS ICH GERADE NACKT WAR. ICH WILL DAS NICHT, WEIL ICH ANGST HABE, DASS SIE ES JEMANDEM SCHICKT. WAS SOLL ICH TUN?

»Ich danke dir für dein Vertrauen und dass du damit zu mir kommst. So was kann ganz schnell passieren. Manche Erwachsene denken gar nicht darüber nach, dass dir das peinlich sein könnte. Am besten, wir gehen gemeinsam zu Tante Lilli und bitten sie, die Fotos von dir zu löschen. Niemand darf ein Foto von dir machen oder gar versenden (egal ob du darauf angezogen oder nackt bist), wenn du das nicht möchtest. Gemeinsam finden wir eine Lösung.«

74. WAS SIND PORNOS?

»Pornos sind Sexfilme für Erwachsene, in denen Schauspieler*innen Sex nachstellen und ein Drehbuch nachspielen. Solche Sexfilme sind erst ab achtzehn Jahren erlaubt. Wenn du eklige Sachen siehst oder dir jemand solche Videos zeigen will, denke daran, dass du sagen kannst: ›Ich möchte mir das nicht anschauen.‹«

Gefühle

75. WORAN ERKENNT MAN, DASS JEMAND VERLIEBT IST?

»Die meisten Menschen beschreiben das Gefühl als Kribbeln im Bauch. Sie sagen, dass sie ständig an die Person denken müssen und sich fragen, ob die andere Person sie wohl auch so gerne mag. Sie möchten so viel Zeit wie möglich mit dieser Person verbringen und sie näher kennenlernen. Gleichzeitig kann es aber auch sein, dass man Gefühle wie Nervosität, Angst und Aufregung hat. Verliebtsein fühlt sich für jeden Menschen anders an.«

76. ICH LIEBE EINEN JUNGEN, ABER ER IST ZU HÄSSLICH. WAS MACHE ICH JETZT?

Diese Frage hat mir tatsächlich einmal ein Kind gestellt. Wenn dir dein Kind eine solche Frage stellt, sei nicht darüber empört, verurteile es nicht, sondern zeige ihm Möglichkeiten auf. Das ist eine große Chance, über Empathie und Wertvorstellungen gemeinsam zu sprechen. Vielleicht kannst du so beginnen und schauen, wohin es euch führt:

»Es ist möglich, darauf zu warten, bis man einen ›schöneren‹ Jungen liebt. Ganz oft wird aber jemand ganz automatisch ›schöner‹, wenn man in ihn verliebt ist, weil man sich nicht nur in das Äußere verliebt, sondern vor allem auch in den Menschen innen drinnen, seinen Charakter, seine Persönlichkeit, wie er lacht oder was er sagt.«

77. WIESO KANN MAN VERLIEBT SEIN?

»Menschen können viele unterschiedliche Gefühle haben. So können sie sich auch verlieben. Für manche fühlt sich das ganz toll an, für andere ist es komisch oder auch unangenehm.«

78. MUSS MAN SICH KÜSSEN, WENN MAN VERLIEBT IST?

»Manche Menschen haben Lust darauf, sich zu küssen, wenn sie verliebt sind. Andere nicht. Das dürfen immer die Menschen entscheiden, die verliebt sind.«

Sexuelle und sexualisierte Gewalt

79. WAS IST »SEXUELLER MISSBRAUCH«?

»Man nennt es sexueller Missbrauch, wenn Erwachsene Kinder zu sexuellen Handlungen zwingen oder überreden. Das kommt leider manchmal vor. Wichtig: Erwachsene dürfen Kinder nie zu so etwas zwingen. Das ist verboten. Kindern sind auch nie schuld daran, wenn Erwachsene so was mit ihnen machen. Manchen Kindern, denen so etwas passiert, fällt es sehr schwer, sich jemandem anzuvertrauen und sich Hilfe zu holen. Du kannst immer zu mir kommen, wenn dich etwas bedrückt. Ich hoffe, das weißt du.«

80. WAS HEIẞT »VERGEWALTIGEN«?

»Vergewaltigung hast du vermutlich schon mal im Radio oder im Fernsehen gehört. Das ist, wenn eine erwachsene Person eine andere erwachsene Person zum Sex zwingt und einfach weitermacht, auch wenn die andere Person das gar nicht will. Das ist Gewalt und nicht erlaubt.«

Exkurs: Fragen von Jugendlichen

Wenn man als Eltern früh damit beginnt, mit Kindern über Sexualität zu sprechen, ist die Wahrscheinlichkeit höher, dass sie einem auch im Jugendalter weiterhin Fragen stellen. Im Zuge der Pubertät kommen Fragen auf wie: Wann bin ich denn bereit für Sex? Wie fühlt sich das an? Kann ich da was falsch machen? Wie mache ich es richtig? Wie muss mein Geschlecht aussehen? Gerade hier können als Eltern und Bezugspersonen wichtige Begleiter*innen sein und Heranwachsenden helfen, die Informationen über Sexualität und Sex, die sie von Freund*innen oder aus dem Internet bekommen, einzuordnen und eine Antwort auf die Frage zu finden: Was bedeutet Sexualität für mich?

Na, wie geht es dir nun nach den achtzig Kinderfragen? Vielleicht haben einige in dir ein unangenehmes Gefühl ausgelöst. Vielleicht hast du dich bei der ein oder anderen gefragt, ob sie tatsächlich schon von unter zehnjährigen Kindern gestellt wird. Dazu kann ich dir sagen: Ja, all diese Fragen sind mir tatsächlich von unter zehnjährigen Kindern in meinen Workshops gestellt worden. Und ich hoffe, dass ich dir mit meinen Antworten zeigen konnte, dass es nicht nur viele Möglichkeiten gibt, die Fragen deines Kindes zu beantworten, sondern auch, dass man lernen kann, die Scham vor solchen Fragen abzulegen.

Reflexionsfragen

- Bei welchen Fragen hast du gestockt? Welche Fragen haben dich empört? Welche haben dich berührt? Welche haben dich nachdenklich gestimmt?
- Wo sind deine Grenzen? Über welche Themen fällt es dir leicht zu sprechen? Bei welcher Frage hast du gedacht: Hoffentlich stellt die mein Kind nie, ich wüsste nicht, was ich sagen soll?

Kurz und bündig

- **Kinder stellen viele Fragen, wenn sie gelernt haben, dass sie auch Antworten von ihren Eltern und Bezugspersonen bekommen.**

- **Kindgerechte Antworten orientieren sich nicht nur am Alter, sondern vor allem am Entwicklungsstand des Kindes, an seinem Interesse und an deiner Wertehaltung.**

- **Über Sexualität zu sprechen, will gelernt und geübt werden. Mach dir also nichts daraus, wenn du mal nicht die passende Antwort parat hast. Du hast immer die Möglichkeit, auf Fragen zurückzukommen. Übung macht den*die Meister*in!**

5. Kapitel

BODY NEUTRALITY

Warum unsere Körper viel mehr sind als »schön«

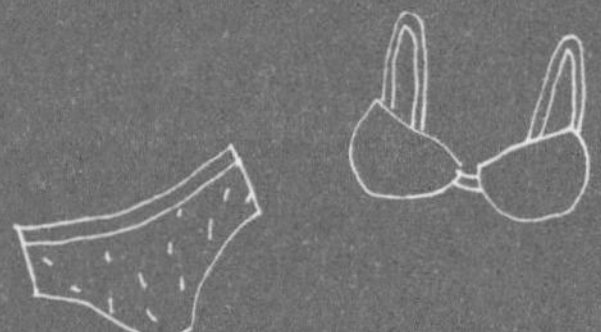

»So ein hübsches Mädchen!« »Wow, der sieht ja fesch aus! Der wird mal allen Frauen den Kopf verdrehen.« Solche Sätze rutschen uns allen womöglich hin und wieder heraus. Und sie sind vielleicht als Kompliment gemeint. Doch damit reduzieren wir Kinder auf ihr äußeres Erscheinungsbild, auf ihren Körper – und setzen dabei Heterosexualität als Norm.

Diese Bewertungen sind problematisch, weil sie nicht nur Einfluss auf die Körperwahrnehmung und -wertschätzung, sondern auch auf die Zufriedenheit mit dem eigenen Körper haben. Unsere Kinder beobachten uns dabei, wie wir andere bewerten – und sie orientieren sich an uns.

Wie wäre es also stattdessen, wenn wir von Beginn an nicht das Aussehen loben und schätzen lernen, sondern das, was der Körper alles schafft und kann? Hier ein paar Ideen:

- »Du kannst aber schon hoch schaukeln!«
- »Wow, so geschickt, wie du deine Kekse isst.«
- »Toll, wie schnell du laufen kannst!«
- »Super, wie gut dein Körper dein Halsweh über Nacht bekämpft hat.«
- »Ist es nicht großartig, wie dein Körper im Wasser schwimmen kann?«

Dieses positive Sprechen müssen die meisten von uns erst erlernen – bei uns selbst. Denn vielfach denken und sprechen wir als Erwachsene negativ über unseren eigenen Körper, weil es über viele Jahre zur Gewohnheit geworden ist.

Reflexionsfragen

- Wie sprichst du über deinen Körper? Welche Adjektive verwendest du, wenn du über ihn sprichst?

Um deinem Kind ein Vorbild sein zu können, ist es wichtig, dass du zunächst reflektierst, wie du über deinen eigenen Körper sprichst. Denn wenn Kinder »nebenbei« erleben, wie ihre Eltern oder Bezugspersonen negativ über den eigenen Körper sprechen, beginnen sie, auch sich selbst kritischer zu beäugen. Vielleicht hast du Lust, deinen eigenen Körper dafür zu loben, was er alles jeden Tag für dich tut? Dann probiere die folgende Übung aus, gerne gemeinsam mit deinem Kind:

Übung: Spiegelbild

Wir alle haben Tage, an denen wir uns selbst im Spiegel nicht ansehen möchten, nicht mit unserem Körper zufrieden sind. An sich selbst herummäkeln, ist bei vielen an der Tagesordnung. Versuche doch mal, das Gegenteil zu tun. Beziehe dich dabei nicht auf dein Äußeres, sondern vielmehr darauf, was dein Körper dir jeden Tag ermöglicht. Betrachte dich im Spiegel und vervollständige den folgenden Satz:

Ich bin dankbar für meinen Körper, weil ...

Bist du dankbar für deine Augen, weil du mit ihnen die Sonnenblumen am Straßenrand entdeckt hast? Bist du dankbar für deinen Körper, weil deine Beine dich durch den Tag tragen? Bist du dankbar für deinen Körper, weil deine Haut dir ermöglicht, Streicheleinheiten zu spüren? Bist du dankbar für deinen Körper, weil deine Nase sich sofort meldet, wenn etwas nicht mehr genießbar riecht? Nimm dir Zeit für diese Übung und lass deiner Kreativität freien Lauf.

Körperwahrnehmung

Wenn Kinder hören, wie wir über unseren eigenen Körper, ihren Körper, aber auch die Körper anderer Menschen sprechen, formt das ihre Vorstellung vom »idealen« Körper. Das betrifft besonders Kommentare zum Essen wie: »Das ist total ungesund« oder »Wenn du mehr davon isst, wirst du dick«. Auf der Basis solcher Aussagen erschaffen Kinder ein Bild davon, wie sie zu sein haben.

Sätze, die Mehrgewicht diskriminieren, fallen unter den Begriff »Fat Shaming« – und das führt nachweislich zu einer Gewichtszunahme, wie eine Studie aus dem Jahr 2019 zeigt. *Fat Shaming* ist zudem gesundheitsschädigend, da die Betroffenen sich oft sozial zurückziehen, unter Depressionen leiden oder destruktive Verhaltensweisen entwickeln. Der Selbstwert und das eigene Selbstbild werden über Jahre von Beleidigungen geprägt.[1] Auch eine Querschnittstudie aus dem Jahr 2020[2] verweist darauf, dass *Fat Shaming* häufig mit Depressionen, einem geringen Selbstwertgefühl und darüber hinaus mit Bewegungsvermeidung und Angstzuständen einhergeht. Das ist für die Betroffenen weder gesund noch in irgendeiner Weise hilfreich. Doch manche Ärzt*innen rechtfertigen *Fat Shaming* nach wie vor mit dem Hinweis, dass durch den gesellschaftlichen Druck die Entschiedenheit abzunehmen eher gegeben ist.

In den meisten Fällen wird dieses Ziel allerdings nicht erreicht. Und was passiert stattdessen? Menschen mit Mehrgewicht leiden im Alltag unter Gewichtsdiskriminierung und haben dadurch mehr Stress. Dieser Stress führt wiederum zu Cortisolausschüttung und erhöht die Wahrscheinlichkeit für den Verlust der Selbstkontrolle und Essattacken. Je häufiger sie solchen Diskriminierungen ausgesetzt sind, desto wahrscheinlicher nehmen sie also zu.

»Idealbilder«

Eine Studie aus England zeigt, dass Kinder, die mit Barbie-Puppen spielen, dazu neigen, mit ihrem Körper unzufrieden zu sein, da die Puppe für sie zum Schönheitsideal wird. Dass Barbie im echten Leben nicht mal aufrecht stehen, geschweige denn überleben könnte, ist ihnen nicht bewusst.[3] Infolge dieses unrealistischen Schönheitsideals können schon fünf- bis achtjährige Kinder Essstörungen entwickeln.

In einer weiteren Studie wurden über tausend vorpubertären Kindern Bilder mit unterschiedlichen Körpern vorgelegt. Sie sollten daraufhin beantworten, welche Körper sie als »ästhetisch« und »normal« empfinden und wie der eigene Körper idealerweise aussehen sollte. Jungen bewerteten ihr ideales Selbst etwas dünner als die Norm. Die Mädchen hingegen wählten ihr ideales Selbst deutlich dünner als die Norm: 42 Prozent von ihnen wünschen sich eine dünnere Figur. Bereits bei Kindern im Alter von sechs bis sieben Jahren konnte laut der Studie festgestellt werden, dass die Wahrnehmung von weiblich gelesenen Körpern an den gesellschaftlichen »Schönheitsstandards« orientiert ist.[4]

Kinder, die in die Schule kommen, haben oftmals bereits ein »Idealbild« vermittelt bekommen und dieses so weit verinnerlicht, dass sie sich selbst immer wieder abwerten. Dabei hat nicht nur unsere elterliche Haltung zum Thema auf sie Einfluss, sondern jeder Kommentar, jede Bewertung von Bekannten, Familienangehörigen und Fremden kann Einfluss ausüben.

Einige Kinder lernen dadurch: Wenn ich hübsch bin oder schön aussehe, dann bekomme ich Aufmerksamkeit und Liebe. Und wenn dieser Glaubenssatz immer wieder bedient wird, richten Kinder ihr Verhalten danach. Denn sie orientieren sich an Erfahrungen: Welches Verhalten war »erfolgreich«? Bei welchem habe ich negatives Feedback erhalten?[5]

Wir sollten in dem Sinne so früh wie möglich damit beginnen, mit Kindern über Körper zu sprechen, ihnen Erfahrungs- und Entwicklungsräume zur Verfügung zu stellen, und sie in der Körperwahrnehmung stärken. Denn das Lernen über Körpernormen und Schönheitsideale passiert ganz nebenbei. Daher sollten wir uns also als Eltern nicht nur gut überlegen, mit welchen Menschen wir unser Kind umgeben, sondern auch, welche Barbie-Puppen und Disney-Held*innen es in ihrer Entwicklung begleiten dürfen.

Essstörungen

Unsere »Idealbilder« haben einen wesentlichen Einfluss auf unsere Selbstwahrnehmung, unsere Normvorstellungen und natürlich auch auf unser Ess- und Bewegungsverhalten. Die häufigsten Essstörungen bei Kindern und Jugendlichen sind: Anorexia nervosa (Anorexie), Bulimia nervosa (Bulimie) und die Binge-Eating-Störung. Und das durchschnittliche Erkrankungsalter für Essstörungen liegt zwischen zwölf und vierzehn Jahren.

Anorexie hängt meist mit einer stark verminderten und eingeschränkten Nahrungsaufnahme zusammen. Es wird wenig bis gar nichts zu sich genommen, meist begleitet durch das Zählen von Kalorien, viel Sport und andere Taktiken, um das Gewicht zu reduzieren.

In sogenannten Pro-Ana- und Pro-Mia-Foren tauschen sich Betroffene über ihre »besten« Methoden aus. Darunter auch Männer, die sich als junge Frauen ausgeben und »Tipps« geben, wie man möglichst schnell immer dünner wird. Um Zutritt zu diesen exklusiven Kreisen zu erhalten, muss man zuerst beweisen, dass man es ernst meint. Oft werden Fotos vom Körper und der Gewichtsanzeige auf der Waage gefordert. Wenn man Zutritt erhält, drillen »Coaches« die Betroffenen darauf, noch schneller und effektiver Gewicht zu verlieren. Und sollte ein »Ausrutscher« in Form von Nahrungszunahme oder Gewichtszunahme passieren, wird die betreffende Person geächtet und beleidigt.[6] Vor allem junge Mädchen geraten hier in einen gefährlichen Strudel.

Bulimie äußert sich meist durch nicht steuerbare Essanfälle, die danach durch Erbrechen oder das Zuführen von Abführmitteln wieder kompensiert werden. Binge-Eating zeigt sich ähnlich, es werden hierbei aber keine kompensatorischen Maßnahmen eingesetzt. Zurück bleibt die Scham, das schlechte Gewissen durch die fehlende Selbstbeherrschung und der Hass auf den eigenen Körper.[7]

Diese drei Essstörungen zeigen sich unterschiedlich und können über die Zeit variieren. Aber allen liegt eine verzerrte Wahrnehmung des eigenen Körpers zugrunde. Betroffene verschätzen sich in der eigentlichen Beschaffenheit ihres Körpers und fühlen sich meist zu dick, auch wenn das nicht zutrifft. Europaweit sind 0,5 bis 2 Prozent der Menschen von Anorexie betroffen. Eine Krankheit, die immer noch tödlich enden kann – und es nicht selten auch tut. Bulimie kommt häufiger vor: bei einem bis 3 Prozent der Menschen. Binge-Eating und Mischformen von Essstörungen machen den Großteil, nämlich 4,8 Prozent aus. Daraus ergibt sich, dass etwa eine von zehn Personen eine diagnostizierte Essstörung hat. Der Großteil der Betroffenen ist dreizehn bis achtzehn Jahre jung.[8]

Das Risiko, eine Essstörung zu entwickeln, ist für Jugendliche höher als für Erwachsene. Und für Frauen höher als für Männer. Die Häufigkeit von Essstörungsdiagnosen ist bei heranwachsenden Frauen sogar zehnmal so hoch wie bei gleichaltrigen Jungen und jungen Männern.[9] Und die Zahlen sind nicht etwa rückläufig, im Gegenteil: Im Zeitraum von 2010 bis 2016 haben sich die Essstörungsdiagnosen bei Jugendlichen und jungen Erwachsenen verdoppelt.[10]

Bei den sexuellen Basiskompetenzen haben wir uns bereits damit befasst, dass Kinder lernen, ihre Emotionen zu spüren und über den Körper zu modulieren. Wenn Gefühle gezeigt werden dürfen und Möglichkeiten zur Verfügung stehen, diese – und zwar unabhängig davon, ob sie angenehm oder unangenehm sind – zu regulieren, wirkt sich das nicht nur positiv auf die sexuelle Entwicklung aus, sondern auch auf das Essverhalten. So zeigen Studien, dass Kinder zwischen sechs und zehn Jahren, die einen guten Zugang zu ihren Emotionen haben und in der Lage sind, sie zu regulieren, seltener auffälliges Essverhalten entwickeln. Es wirkt sich positiv aus, wenn die Familie emotional unterstützt und über Körper als etwas Wertvolles spricht.[11]

Selbstwirksamkeit

Das Vertrauen in die eigenen Fähigkeiten, auch mit herausfordernden Situationen umgehen zu können, beschreibt Selbstwirksamkeit. Sie ist ein menschliches Grundbedürfnis. Wenn wir uns selbstwirksam fühlen, dann schaffen wir, was wir uns vornehmen, und können besser mit schwierigen Lebenssituationen umgehen. Wenn wir uns selbstwirksam fühlen, sind wir Gestalter*innen unseres Lebens. Das wirkt sich positiv auf unsere seelische und körperliche Gesundheit aus.

In Bezug auf Essstörungen zeigen Studien, dass das Erleben von negativen Emotionen unser Vertrauen in die eigenen Fähigkeiten verringert. Wenn wir uns unzulänglich, nicht geliebt und wertgeschätzt fühlen, hinterlässt das Spuren. Daraus können sehr schnell negative und destruktive Gedanken erwachsen. Unser Denken formt unser Handeln – nicht verwunderlich, dass destruktive Verhaltensweisen schneller auftreten, wenn wir negative Emotionen wahrnehmen und nicht lernen, diese für uns positiv zu modulieren.

Dies hat Einfluss auf die Kontrolle des Essverhaltens. Wenn ich mich aufgrund überwiegend negativer Emotionen schlecht fühle, negative Gedanken habe und mich dadurch selbst abwerte, liegt es nahe, mir selbst das Essen zu verbieten – vor allem, wenn das etwas war, das ich bis dahin gerne gemacht habe, weil es lustvoll ist. Aber auch Nahrung wieder zu erbrechen oder sich zu überessen, verstärkt diesen Kreislauf.[12] Wenn wir dem entgegenwirken möchten, sind wir gefordert, die Selbstwirksamkeit von Kindern zu fördern. Hier ein paar Ideen:

Selbstwirksamkeit fördern

- Lass dein Kind selbst aussuchen, was es anziehen will.
- Erlaube deinem Kind, den Haarschnitt selbst zu wählen.
- Lass dein Kind entscheiden, was es in der Brotdose mitnehmen mag. (Frag z. B., ob es lieber Karotte oder Gurke essen möchte.)
- Lass dein Kind entscheiden, was es abends für eine Geschichte hören möchte – oder ob es lieber noch ein Spiel spielen möchte.
- Lass dein Kind entscheiden, welche Art von Bewegung es gerne macht. Dazu ist es hilfreich, wenn dein Kind unterschiedliche Bewegungen ausprobieren darf.
- Lass dein Kind in der Küche helfen, z. B. beim Anrichten des Essens oder beim Abschmecken der Suppe.

> Versuche deinem Kind auch mal Situationen zu erlauben, die aufregend sind. Vielleicht darf es heute zum ersten Mal aufs Klettergerüst für die Großen? Oder selbst ein Eis im Supermarkt kaufen, während du vor dem Eingang wartest.

Diäten, in denen Verzicht geübt wird und eine strenge Kontrolle des Essverhaltens stattfindet, helfen vielleicht kurzfristig dabei, Gewicht zu verlieren, jedoch machen sie uns langfristig dicker als zuvor. Hierbei greift der bekannte Jo-Jo-Effekt.

Oftmals versuchen Eltern und Bezugspersonen, das Essverhalten ihres Kindes zu regulieren, indem sie es dazu auffordern, aufzuessen oder nicht noch eine Portion zu nehmen. Dabei legen Studien nahe, dass die Auferlegung strenger Kontrollen die Vorliebe für fett- und energiereiche Lebensmittel vergrößert und die Akzeptanz von Kindern für eine Vielzahl von Lebensmitteln einschränken. Da die Erwachsenen bestimmen, was richtig ist, wird das körpereigene Gefühl von Hunger und Sättigung nicht mehr wahrgenommen.[13]

Solche Strategien kommen häufig von besorgten Eltern, die davon ausgehen, dass ihr Kind Hilfe dabei braucht, was, wann und wie viel es essen soll. Und es gibt auch Erwachsene, die ihrem Kind gewisse »Ernährungspraktiken« auferlegen, die es in seiner Selbstwirksamkeit einschränken und ihm gar keine Möglichkeit bieten, selbst zu entscheiden, was es zu sich nehmen will.[14]

Eine*n Erwachsene*n würden wir nicht so schnell zwingen, den Spinat zu kosten, der offensichtlich weder appetitlich riecht noch schmeckt. Unterschiedliches Essen anzubieten, ist eine wundervolle Sache. Doch man sollte als Elternteil oder Bezugsperson nicht sauer werden, wenn das Kind lieber das altbewährte Butterbrot essen möchte. Es sollte selbst bestimmen, was es in seinen Körper aufnehmen möchte.

Filterwelt

Kaum ein Kind oder Jugendlicher kommt um Apps herum, in denen Fotos mithilfe von Filtern verändert werden können. Bereits kleine Kinder lieben die Funktion, mit der man auf das eigene Foto Hasenohren, eine Hundeschnauze oder einen vergrößerten Mund montieren kann. Dabei wissen sie meist nicht, dass Körper so gar nicht aussehen können.

Gephotoshoppt wird längst nicht mehr nur auf professioneller Ebene – jeder Mensch kann heute Bilder in Sekundenschnelle ohne Vorkenntnisse bearbeiten. Das verändert unsere Sehgewohnheiten. Und es verzerrt unser Selbstbild, wenn wir uns immer nur mit Filtern sehen. Dann ist der Blick in den Spiegel schnell frustrierend, weil man die unreine Haut, die Dehnungsstreifen, die nicht strahlend weißen Zähne und die zerzausten Haare sieht.

In einer Studie wurden Menschen aus den USA und England zu diversen Wirkungsformen der App Instagram befragt. Die Ergebnisse sind alarmierend: Mehr als 40 Prozent aller Studienteilnehmer*innen gaben an, dass sie sich unattraktiv fühlen und dieses Gefühl mit dem Beginn der App-Nutzung einhergeht. Viele Jugendliche gaben an, dass sie sich »süchtig« nach Instagram fühlen und Versuche, die App weniger zu konsumieren, gescheitert sind.[15]

Social-Media-Plattformen und Apps haben ein hohes Suchtpotenzial. Durch die Selbstpräsentation, aber auch die Likes und den Zuspruch, den man dort bekommt, wird der eigene Selbstwert vermeintlich aufgewertet. Eltern und Bezugspersonen sollten mit ihren Kindern daher über den Einfluss von Social-Media-Plattformen und Apps sprechen. Darüber, dass nicht alles, was sie dort sehen, der Realität entspricht. Es ist auch sinnvoll, Regeln in Bezug auf die Mediennutzung aufzustellen. Und das am besten von Anfang an (mehr dazu im nächsten Kapitel).

Reflexionsfragen

- Machst du gerne Fotos von dir mit Filtern?
- Hast du schon einmal ein Bild von dir und deinem Kind bearbeitet, damit es »schöner« ist?

Körpergefühl

Je mehr Erfahrungen Kinder sammeln, desto besser wird ihre Körperwahrnehmung – ob auf dem Spielplatz, im Wald oder barfuß auf der Wiese. Mit vielseitigen Erfahrungen werden all ihre Sinne angesprochen. Und sie lernen, was ihr Körper alles imstande ist zu tun und wie sie sich dabei fühlen. Damit rückt die Bewertung des Aussehens in den Hintergrund. Sie lernen, ihr Empfinden zu beschreiben: »Mein Körper fühlt sich richtig stark/kribbelig/leicht an« – und erfahren auf diese Weise einen wertschätzenden Umgang mit ihrem Körper.

Body Positivity vs. Body Neutrality

Ihren Ursprung hat die Body-Positivity-Bewegung in der Fat-Acceptance-Bewegung, die in den späten 1960er-Jahren entstand und die radikale Akzeptanz des eigenen Körpers mit all seinen Besonderheiten und vermeintlichen Makeln forderte.[16] Geprägt wurde die Fat-Acceptance-Bewegung vor allem durch radikale Feminist*innen und der Interessenvertretung von queeren Personen und BIPoC+. Sie stand also auch für die Akzeptanz von mehrfach diskriminierten Personengruppen, für soziale Gerechtigkeit und den Abbau von Vorurteilen.[17]

Inzwischen hat der Begriff »Body Positivity« auch in Deutschland Hochkonjunktur – und steht dafür, Menschen zu bestärken, sich in ihren Körpern wohlzufühlen, unabhängig von gängigen Normen. Doch Kritiker*innen bemängeln, dass dem Körper damit wieder zu viel Aufmerksamkeit zugeschrieben wird. Auf Instagram finden sich viele Bilder von weißen, normschönen, cis-geschlechtlichen Personen – und die nehmen den Personen, die wirklich unter Fettfeindlichkeit leiden, den Platz weg, um auf sich aufmerksam zu machen und für ihre Rechte zu kämpfen.[18] Viele Menschen verbinden mit dem Begriff »Body Positivity« darüber hinaus den Druck, den eigenen Körper immer lieben und akzeptieren zu müssen. Aus dieser Kritik heraus hat sich der Begriff »Body Neutrality« entwickelt.

»Body Neutrality« bedeutet, dass Körper ausschließlich Körper sind und nicht überbewertet werden sollten. Mit dieser Definition fühlen sich viele Menschen wohler, es nimmt ihnen den Druck, den sie verspüren: Ich muss nicht alles an mir immer zu hundert Prozent toll finden. Es ist OK, auch mal Tage zu haben, in denen ich mich weniger wohl in meinem Körper fühle. Und das können wir auch unseren Kindern vermitteln.

Schon in Grundschulklassen erlebe ich es häufig, dass vielen Jungs »dünn sein« nicht mehr reicht, denn dann ist man ein »Lauch« oder ein »Spargeltarzan«. Die Körpergröße spielt eine entscheidende Rolle (je größer, desto besser), aber auch, dass man viele Muskeln und wenig Körperfett hat. Dieses Körperbild ist nicht zuletzt auch durch den Einfluss von Social Media gewachsen und wird zusätzlich von sogenannten Fitness-Influencer*innen unterstützt.

Deswegen ist es sinnvoll, körperliche Bewegung bereits im frühen Kindesalter als etwas Lustvolles zu stärken und nicht als Mittel zum Zweck – nämlich schlank und durchtrainiert zu sein – zu kultivieren. Hier ein paar Ideen, die du mit deinem Kind ausprobieren kannst:

Übung: Balancebrett oder Parcours

Nimm dir ein Balancebrett zur Hand. Wenn du keines hast, kannst du einfach selbst eines bauen: aus einem Brett und einer 1,5-Liter-Flasche. Alternativ kannst du auch einen Luftballon darunterlegen, den du nicht komplett aufbläst. Lass dein Kind darauf balancieren.

Du kannst auch einen Parcours legen: Balanciert z. B. zuerst über das »Schlangenseil«, danach über den »Lavasee«, auf den ihr – als Inseln – kleine Zeitungspapierseiten gelegt habt. Anschließend kämpft ihr euch gemeinsam durch den »Sumpf von Körpershausen» in der Sandkiste.

Du siehst, deiner Kreativität sind hierbei keine Grenzen gesetzt. Je mehr Spaß und Freude du selbst hast, desto schneller wird sich auch dein Kind darauf einlassen!

Übung: Stein-Massage

Du benötigst hierfür unterschiedlich große, flache Steine. Sie sollten in deine Hand passen und nicht eckig oder mit scharfen Kanten versehen sein, da sie später auf den Körper gelegt werden. Vielleicht habt ihr gemeinsam Lust, auf gemeinsame Steinsuche an einem Bach zu gehen?

Wenn ihr die Steine gesammelt habt, darf sich dein Kind auf den Bauch oder den Rücken legen (so wie es sich gut anfühlt) und die Augen schließen. Du legst nun einen Stein nach dem anderen auf den Körper deines Kindes. Bitte dein Kind, dir – ohne hinzuschauen – zu sagen, wo es den Stein gerade spürt. Führe das so lange fort, bis alle Steine auf dem Körper liegen. Nimm sie dann nach und nach wieder herunter. Zwischendurch kannst du dein Kind fragen, wie viele Steine es auf seiner Haut spürt. Danach dürft ihr die Rollen wechseln.

Übung: Tausend Schmetterlinge[19]

Auch dies ist wieder eine Paarübung, bei der ihr euch abwechseln könnt. Zuerst darf sich dein Kind auf den Bauch oder den Rücken legen und die Augen entweder schließen oder offen lassen. Meist spürt man sich mit geschlossenen Augen etwas leichter, weil man nicht so schnell von seiner Umgebung abgelenkt ist. Nun gehe ganz sanft mit deinen Händen in streichenden Bewegungen vom Steißbein nach oben bis zum Nacken. Versuche dabei, deine Fingerspitzen zusammenzunehmen und sie danach sanft – wie eine Qualle – auseinanderzubewegen.

Die Idee dahinter ist, dass es sich so anfühlen soll wie Tausende kleine Schmetterlinge auf der Haut, die sanft ihre Flügel auf- und wieder zuklappen. Dies ist eine sehr gute Übung, um in einen Entspannungszustand zu kommen und die Muskeln bewusst loszulassen, besonders im Kiefer und Gesichtsbereich. Besprich davor am besten mit deinem Kind, ob es OK ist, wenn du es auch sanft im Gesicht berührst. Dafür braucht es Vertrauen. Danach könnt ihr wechseln und vielleicht bist du ganz erstaunt, wie ruhig ihr bei dieser Übung werdet und wie zart eure Berührungen sein können.

Reflexionsfragen

- Wann hast du deinen Körper das letzte Mal so richtig gut gespürt?

- Wie bewegst du dich gerne und was macht es in deinem Körper, wenn du dich so bewegst? Welche Gefühle, aber auch Gedanken kommen dann in dir hoch?

Körpervielfalt

Das, was wir sehen, bestimmt unsere Idee davon, was normal ist und was nicht. Darum ergibt es Sinn, Kindern viele Möglichkeiten zu geben, diverse Körper zu sehen. Geh mit deinem Kind z.B. ins Freibad oder an den Baggersee. Das ist ein gutes Lernfeld, um viele ganz unterschiedliche Körper zu sehen. Und dabei ist es wieder sehr wichtig, dass du über die Körper, die ihr seht, positiv sprichst. Vielleicht gefällt deinem Kind das bunte Tattoo der Person neben euch am See? Oder es mag die schönen Falten auf den Oberschenkeln. Kinder sehen oft Schönheit in vermeintlichen Makeln – und das sollte uns als Vorbild dienen.

Auch bei kleinen Kindern können wir die Sehgewohnheiten positiv beeinflussen und ihnen zeigen, dass Körper ganz verschieden aussehen. Das Thema »Diversität« kommt sowieso auf. Spätestens dann, wenn Kinder Unterschiede wahrnehmen und z.B. fragen, warum eine Person im Rollstuhl sitzt oder »komisch« geht. In solchen Momenten kannst du das Thema »Körpervielfalt« wunderbar aufgreifen und erklären, dass jeder Körper einzigartig und toll ist. Ziel sollte immer sein, die Akzeptanz zu fördern.

Darum solltest du als Elternteil oder Bezugsperson, wenn du über Kinder sprichst, die »anders« aussehen, nicht sagen: »Möchtest du das dicke/blinde/Schwarze Kind zu deiner Geburtstagsparty einladen?« Das reduziert Kinder auf vermeintliche Besonderheiten und stärkt nur das ausgrenzende Bild: »Die sind anders.« Es bietet sich stattdessen an, einfach immer den Vornamen der Kinder zu verwenden. Hilfreich ist es auch, wenn Kinder auf andere Kinder treffen, die vermeintlich in einer oder mehreren Eigenschaften »anders« als sie selbst sind, Gemeinsamkeiten zu suchen: »Schau mal, ihr seid beide gleich alt« oder »Ihr habt die gleiche Lieblingsfarbe und spielt beide gerne im Sandkasten.« Findest du noch mehr Gemeinsamkeiten?

Versuche, deinem Kind einen respektvollen Umgang mit allen Menschen zu vermitteln. Oft fallen Wertungen wie »dumm«, »behindert« oder »komisch« sehr schnell und viele Kinder sind sich der verletzenden Wirkung dieser Wörter nicht bewusst. Nimm dir also Zeit, mit deinem Kind darüber zu sprechen, dass solche Aussagen oft beleidigend und verletzend sind – und man sie daher nicht benutzen sollte. Frag auch immer wieder nach, wie dein Kind zu seinem Urteil kommt, und weise es gegebenenfalls darauf hin, dass es vielleicht ganz wesentliche Fakten gar nicht bemerkt hat. Lenke den Fokus auf die Gemeinsamkeiten und nicht auf die Unterschiede.

Bedenke dabei: »Anders sein« ist nichts Schlechtes. Oft rufen wir mit unseren Antworten auf Kinderfragen wie »Warum ist der so klein?«, »Wieso sitzt das Kind im Rollstuhl?« oder »Warum spricht die nicht?« Mitleid hervor. Wir erzählen Kind eine »traurige« Geschichte, die das Bild stärkt, dass Vielfalt ein leider auftretendes Übel ist. Sätze wie »Wie schön, dass die Welt voller unterschiedlicher Menschen ist!« oder »Im Rollstuhl sitzen ist doch vollkommen in Ordnung.« können dabei helfen, deutlich zu machen, dass »Anderssein« nichts Schlechtes ist und diese Menschen nicht unser Mitleid benötigen.

Übung: Herzchen-Challenge

Du kannst die Übung zu zweit mit deinem Kind durchführen, in der Gruppe macht sie aber noch mehr Spaß.

Zunächst sollte jede Person von sich selbst ein Ganzkörperbild malen. Das darf ein Strichmensch, aber auch ein künstlerisches Meister*innenwerk sein – alles ist erlaubt. Danach darf jede*r zwei Stellen am eigenen Körper anmalen, die er*sie sehr an sich mag. Auch wenn dir das anfangs schwerfällt, probiere es. Darum geht es ja, zu üben und so den Fokus zu verändern. Nun dürft ihr eure Bilder tauschen und die anderen Personen dürfen zwei Herzen auf eurer Zeichnung malen, an Stellen, die sie besonders schön, liebenswert oder toll finden.

Diese Übung kann man auch mal bei einer Familienfeier machen oder zusammen mit Freund*innen. Du wirst sehen, die meisten sind sehr gerührt zu sehen, dass ihre vermeintlichen »Problemzonen« für andere wunderschön sind. Es bietet sich auch an, die Übung mit etwas zeitlichem Abstand zu wiederholen, um zu sehen, wie sich das eigene Bild verändert.

Reflexionsfragen

- Wie gehst du damit um, wenn dein Kind Fragen zur Körperlichkeit anderer Menschen stellt? Sagst du dann Sätze wie »Starr nicht so hin«?
- Wie haben deine Bezugspersonen in deiner Kindheit über Körper gesprochen? Kannst du dich an bestimmte Situationen erinnern?

- Wie gehst du mit Fotosituationen um? Fragst du dein Kind, ob es fotografiert werden will, bevor du ein Foto schießt?

Körperwertschätzung

Ein wertschätzender Umgang mit dem eigenen Körper ist unabdingbar. Jeder Körper verdient Bewegung, Schlaf und eine ausgewogene Ernährung. Je mehr du selbst auf dich achtest, desto mehr wird dein Kind auf sich achten. Wenn wir uns gut spüren können, dann können wir auch die Zeichen unseres Körpers leichter erkennen und deuten. Unsere Körper kommunizieren ständig mit uns: Wenn wir hungrig sind, knurrt der Magen. Wenn wir müde sind, fällt es uns schwer, die Augen offen zu halten. Und wenn wir genug gegessen haben, spüren wir ein Sättigungsgefühl.

Ermutige dein Kind, auf diese Zeichen zu hören, in den eigenen Körper hineinzuspüren. Das gelingt am besten, wenn du sein Vorbild bist und die sexuellen Basiskompetenzen förderst. Denn sie sind die Basis für Selbstwert, Selbstbewusstsein und Selbstliebe.

Selbstwert

Wir alle möchten unseren Kindern vermitteln, dass sie wertvoll sind und es verdient haben, geschätzt und liebevoll und respektvoll behandelt zu werden. Je mehr dein Kind Vielfalt sehen und wertschätzen darf, desto weniger Gründe wird es haben, an sich zu zweifeln und sich abzuwerten. Je mehr du deinen Fokus auf die positiven Eigenschaften, die Fähigkeiten und Charakterzüge – nicht das Aussehen – deines Kindes legst und diese förderst, desto eher wird es erkennen, wie wertvoll es als Mensch ist, und sich mehr zutrauen. Und wenn mal etwas schiefgeht, zeige ihm, dass das OK ist. Dein Kind lernt auf diese Weite, mit Herausforderungen und Misserfolgen umzugehen.

Selbstbewusstsein

Ein selbstbewusster Mensch kennt seine Stärken und Schwächen und weiß sie einzusetzen. Er zweifelt weniger an sich, hat Vertrauen in sich und kann, sich selbst einschätzen. Eine selbstbewusste Person steht zu ihrer Meinung und ihren Wertevorstellungen. Und: Eine selbstbewusste Person kennt ihre Grenzen und versteht es, sie einzufordern. Das alles kannst du als Elternteil oder Bezugsperson fördern, indem du deinem Kind viele Erfahrungsräume ermöglichst. Je mehr ein Kind ausprobieren und versuchen darf, desto besser wird es auch wissen, was es kann und was ihm vielleicht noch schwerfällt. Sei auch hier wieder Vorbild und zeige deinem Kind deine Stärken und Schwächen, z. B.: »O je, die Blume sieht aber vertrocknet aus. Blumen am Leben zu halten, ist wohl nicht eine meiner Stärken« oder »Ich bin richtig gut darin, Steine übers Wasser zu schießen. Das macht mir Spaß und ich kann das sogar mit Steinen, die nicht ganz flach sind« oder »In dem T-Shirt mag ich meinen Bauch nicht so gerne, aber ich weiß, dass mein Bauch vollkommen OK ist und mir dabei hilft, all die leckeren Nährstoffe und Vitamine aus dem Essen zu ziehen. Und das finde ich ziemlich beeindruckend«.

Selbstliebe

Sich selbst wichtig zu nehmen, die eigenen Bedürfnisse nicht zu übergehen, an sich zu denken, sich Zeit und Raum für sich zu nehmen, sich Gutes zu tun, das meint Selbstliebe. Liebt man sich selbst, kümmert man sich um sich selbst. Kümmert man sich um sich selbst, erkennt man seinen eigenen Wert. Erkennt man seinen Wert und seine Stärken, tritt man selbstbewusst für seine Bedürfnisse ein. Wie du siehst, hängt alles miteinander zusammen. Fördere also die Selbstliebe deines Kindes:

- Bestärke es (und bewerte es nicht)!
- Traue ihm (mehr) zu!
- Schenke ihm positive Erfahrungen!
- Zeige ihm Vielfalt!

Je mehr Akzeptanz und Vielfalt du deinem Kind zeigst und mitgibst, desto besser wird es auf Menschen zugehen können, die »anders« leben. Und desto besser wird es sich damit fühlen, sollte es selbst homo-, bi- oder pansexuell leben wollen. Wir sollten uns endlich von den Zeiten verabschieden, in denen Körper, Behinderung, Religion, Herkunft, Kultur, körperliche oder seelische Erkrankungen und sexuelle Orientierung über unser Selbstbewusstsein, unser Selbstwertgefühl und schlussendlich unsere Selbstliebe bestimmen.

Kurz und bündig

- **Bewerte dein Kind nicht nach seinem Aussehen, sondern stärke es, indem du positiv über das, was sein Körper kann, sprichst.**

- **Erlaube deinem Kind, selbst zu entscheiden, was es anziehen, essen oder auch wie es seine Haare tragen will, solange das keine gesundheitsschädigenden Folgen hat.**

- **Sei deinem Kind ein gutes Vorbild. Sprich achtsam über deinen Körper und die Körper anderer Menschen.**

6. Kapitel

MEDIEN UND SEXUALITÄT

Wie wir unsere Kinder sicher begleiten

Sexualisierte Inhalte sind in unserer Mediengesellschaft omnipräsent. Einschlägige Darstellungen sind überall zu finden und damit auch schon Kindern in frühem Alter zugänglich. Ob auf kostenlosen Spielportalen, auf denen plötzlich pornografische Werbung auftaucht, durch andere Kinder, die sexualisierte Bilder oder Videos weiterleiten, oder beim Anschauen von Papas Bildergalerie auf dem Handy, die Bilder enthält, die definitiv nicht für die Augen von Kindern bestimmt sind – jederzeit können Kinder auf sexualisierte Inhalte stoßen. Viele Eltern stellen sich daher aus gutem Grund die Frage, wie sie ihr Kind in der Mediennutzung und bei der Erweiterung von Medienkompetenzen sicher begleiten können. Damit befassen wir uns in diesem Kapitel.

Grenzen setzen, Regeln vereinbaren

Lange bevor sie ein eigenes Handy, Tablet oder einen eigenen Computer besitzen, lernen Kinder bereits, wie aufregend diese elektronischen Geräte sind. Z. B. dann, wenn Mama zehn Minuten auf ihr Handy schaut, während der Nachwuchs unruhig darauf wartet, dass es zum Spielplatz geht. Viele Zweijährige werden schon mit einem Kinder-Video auf YouTube ruhiggestellt, damit sich Papa noch fünf Minuten mit der Bekanntschaft im Supermarkt unterhalten kann – oder damit die drei Minuten Zahnputzzeit entspannt vergehen. Eltern führen Videoanrufe mit anderen Familienmitgliedern und im Urlaub werden Fotos vom Nachwuchs geschossen, die mit der ganzen Familie oder Freund*innen geteilt werden.

Dein Kind ist also von Anfang an – ob wir es als Eltern wollen oder nicht – mit Medien konfrontiert, weil es in unserer Gesellschaft aufwächst. Es hat bereits im frühen Kindesalter einen Zugang zur Medienwelt. Und die Mediennutzung beginnt insofern nicht erst, wenn dein Kind sein erstes eigenes Gerät besitzt.

Medienpädagogik

Um Kinder beim Erlernen von Medienkompetenzen zu unterstützen, können folgende medienpädagogische Perspektiven hilfreich sein:[1]

- (Digitale) Medien gehören zu unserem Alltag.
- Digitale Medien sind eine Erweiterung unserer Kommunikation – kein Ersatz.
- Alle Bezugspersonen haben eine Verantwortung und können die Medienwelten der Kinder mitgestalten.
- Begleiten statt verbieten: ausprobieren lassen und Interesse an der Lebenswelt zeigen
- Auch Heranwachsende wissen nicht alles.
- Lehrpersonen, Pädagog*innen, Eltern und Peers sind einflussreiche Ressourcen beim Medienkompetenzerwerb.
- Medienkompetenz bedarf auch sozialer Kompetenz und Reflexion.
- Medien sind an sich neutral (weder gut noch böse): Es kommt darauf an, was wir Menschen daraus machen (Chancen und Risiken erkennen).

- Medien- und Sexualerziehung kann auch als »Verkehrserziehung« betrachtet werden. Wie beim begleitenden Überqueren der Straße den Kindern gelehrt wird, vorher nach links und rechts zu schauen, um zukünftig das heranwachsende Kind alleine »unfallfrei« gehen zu lassen, sollte eine Begleitung durch Erwachsene zum selbstständigen Handeln auch in der Medienkompetenz den Heranwachsenden bereitgestellt werden.

Eine zentrale Frage im Zusammenhang mit der Mediennutzung von Kindern ist diejenige nach der Dauer. Eltern und Bezugspersonen fragen sich: Wie lange darf mein Kind Medien wie Handy, Tablet und Co. am Tag nutzen?

Expert*innen raten bei Kleinkindern dazu, dass sie nicht länger als zwanzig bis dreißig Minuten am Tag vor dem Bildschirm verbringen. Denn Bildschirmgeräte verlangen ein hohes Maß an Konzentration und Aufmerksamkeit. Wenn du dein Kind bei der Mediennutzung beobachtest, wirst du bemerken, wann seine Aufmerksamkeitsspanne erschöpft ist. Wenn du siehst, dass es genug ist oder zu viel wird, dass die Grenze erreicht ist – aber dein Kind das selbst noch nicht spürt –, solltest du dein Kind darauf hinweisen und eine andere Aktivität vorschlagen.

Ab etwa sechs Jahren, zu Beginn der Schulzeit, ist es sinnvoll, dein Kind dabei zu begleiten, selbst Grenzen in Bezug auf die Mediennutzung wahrzunehmen.[2] Viele Kinder in diesem Alter bemerken nach einer gewissen Zeit schon, dass sie Kopfschmerzen bekommen, müde werden oder auch gereizt sind. Es ist also sinnvoll, dein Kind in seiner Eigenwahrnehmung zu fördern.

Dann kann es mit der Zeit immer besser selbst wahrnehmen, wann es genug ist.

Solange das noch nicht der Fall ist, ist es unsere Aufgabe als Eltern und Bezugspersonen, Kinder auf diese Anzeichen hinzuweisen – und gegebenenfalls auch Grenzen für sie zu setzen. Versuche, dein Kind immer wieder zu bildschirmfreien Alternativen zu motivieren. Wie wäre es, wenn ihr euch heute Abend ein Hörbuch anhört oder gemeinsam eine Geschichte lest? Ihr könntet zusammen etwas Leckeres kochen, in den Park gehen oder im Wohnzimmer eine Höhle aus Decken und Stühlen und Kissen bauen. Dir fallen bestimmt noch viele andere Möglichkeiten ein.

Bei Kindern ab acht Jahren kann es dann hilfreich sein, gemeinsam Regeln zur Mediennutzung zu vereinbaren. Dabei ist es wichtig, dass sich an die vereinbarten Regeln nicht nur die Kinder halten, sondern selbstverständlich auch die Erwachsenen. Eine Regel könnte z.B. sein, dass beim gemeinsamen Essen niemand sein Handy am Tisch bei sich hat. Ausreden wie »Das ist für die Arbeit« sind genauso inakzeptabel wie »Ich muss nur noch das eine Level freispielen«. Versucht, innerhalb der Familie für euch passende Regeln zu finden, und bleibt über diese im Gespräch. Vielleicht bemerkt ihr, dass sich nach einer gewissen Zeit manche Regeln als nicht praktikabel oder überholt herausstellen – dann könnt ihr sie gemeinsam nach euren Bedürfnissen und Wünschen anpassen.

Reflexionsfragen

- Wie stehst du zum Thema »Medien«?
- Welche Medien nutzt du? Welche darf dein Kind nutzen und in welchem Ausmaß?

Um dein Kind in der Mediennutzung und bei der Erweiterung von Medienkompetenzen sicher begleiten zu können, ist es wichtig, dass du auch deinen eigenen Umgang mit Medien reflektierst. Das hilft dir dabei, Chancen und Risiken besser einzuschätzen.

Kinderfotos im Internet

Wer kennt das nicht? Du hast einen super Schnappschuss von deinem Kind aufgenommen und möchtest ihn mit der Familie oder deinen Freund*innen teilen. Also wird das Foto mit wenigen Klicks am Handy bearbeitet und in den Familiengruppenchat oder auf Facebook gepostet. Dein Bedürfnis, die Freude und den schönen Moment, den du mit deinem Kind erlebst, zu teilen, ist vollkommen nachvollziehbar. Dennoch solltest du Folgendes beachten, wenn du das nächste Mal ein Bild oder ein Video deines Kindes weiterschickst oder teilst:[3]

1. Dokumentiere nicht alles!

Wenn dein Kind gerade mit verschmiertem Mund isst oder auf dem Töpfchen sitzt, mag es für dich vielleicht süß aussehen. Aber für Kinder können solche Bilder zum Verhängnis werden, wenn sie öffentlich gepostet werden. Mir haben in Grundschulklassen Kinder davon berichtet, dass sie von Schulkamerad*innen gehänselt wurden, weil Urlaubsfotos oder peinliche Kinderbilder von ihnen öffentlich auf dem Social-Media-Account ihrer Eltern zugänglich waren. Stell dir bei den Fotos, die du postest oder verschickst, also die Frage: Würde ich selbst wollen, dass ich in so einer Situation fotografiert werde oder dass es solche Bilder von mir gibt? Würde ich mich über so ein Bild von mir im Internet freuen – oder mich eher ärgern oder sogar schämen?

2. Frage dein Kind um Erlaubnis!

Man kann Kinder bereits ab einem Alter von zwei oder drei Jahren fragen, ob es OK ist, wenn man ein Foto von ihnen macht. So lernen sie, dass sie das Recht haben, selbst zu entscheiden. Frag dein Kind auch, ob es in Ordnung ist, wenn du das Bild weiterleitest oder teilst – sage ihm, mit wem du es teilst. Es kann sein, dass ein Bild zwar OK ist, aber dein Kind nicht möchte, dass du es weiterschickst. Diesen Wunsch gilt es zu akzeptieren.

3. Überlege dir, wo du die Bilder teilst!

Es gibt Kinderbilder, die auf Facebook oder Instagram gepostet wurden und die dann auf einschlägigen pornografischen Webseiten auftauchen. Und Menschen, die nach Kinderpornografie suchen, müssen nicht ins Darknet gehen, sondern werden heutzutage schnell auf offenen Social-Media-Plattformen fündig. Überlege dir also genau, welche Bilder du auf welcher Plattform teilst.

4. Wähle sichere Apps!

Wenn du die Fotos deines Kindes über einen Messengerdienst verschickst, sei dir bewusst, dass du dadurch jegliches Bildrecht abgibst. Sicherer ist es z. B., nicht über WhatsApp, sondern über die App Signal Bilder zu versenden. Eine gute Möglichkeit, um Bilder mit ausgewählten Personen zu teilen – als eine Art »Online-Album« – ist die App Plabba. Hier behältst du das Recht an deinen Fotos. Das Thema »Datenschutz« ist heute wichtiger denn je und ich empfehle dir daher, dich auch bei den Apps, die du nutzt, darüber zu informieren, wie deine Daten und Fotos verwendet und verarbeitet werden.

5. Mache das Gesicht deines Kindes unkenntlich!
Wenn du trotzdem unbedingt Fotos auf Social-Media-Plattformen teilen willst, dann mache mithilfe eines Emojis oder eines Stickers das Gesicht deines Kindes unkenntlich oder zeige nur Bilder, auf denen man dein Kind nicht komplett sieht. All das ist wichtig für die Privatsphäre deines Kindes, aber auch um es vor sexueller und sexualisierter Gewalt zu schützen – und davor, dass die Bilder missbräuchlich auf pornografischen Seiten verwendet werden.

Reflexionsfragen

- Wie gehe ich mit Fotos von meinem Kind im Internet um?
- Poste ich selbst Bilder von meinem Kind? Und wenn ja: Frage ich es, bevor ich das tue?

Tabuthema »Porno«

Unter pornografische Inhalte fallen Nacktbilder sowie Videomaterial, das explizit Genitalien oder auch die Stimulation von Genitalien zeigt. Pornos sind allgegenwärtig und kaum ein zehnjähriges Kind ist noch nie mit pornografischen Inhalten in Berührung gekommen.

Das merke ich immer wieder in meinen Workshops mit Kindern. Oftmals gebe ich zu Beginn folgenden Auftrag, ohne jeglichen Input: Schreibe oder zeichne alles auf, was dir zum Thema »Freundschaft, Liebe und Sexualität« einfällt. Und füge hinzu: Du darfst auch Wörter schreiben, die Erwachsene nicht so gerne hören. Auf den Plakaten, die die Kinder dann erstellen, tauchen nicht nur diverse Sex-Praktiken auf, sondern vielfach auch der Begriff »Porno«.

Der Hinweis, dass die Kinder auch notieren dürfen, was Erwachsene nicht so gerne hören, ist wichtig. Denn sie haben oft schon gelernt, was von ihnen erwünscht ist, und wissen, womit Erwachsene überfordert sind. In einem Workshop mit acht- und neunjährigen Kindern habe ich erlebt, wie sich die Kinder gegenseitig zensierten mit den Worten: »Das dürfen wir noch gar nicht wissen. Das lernen wir erst in der Vierten.«

Unseren Kindern ist also schon sehr früh bewusst, was wir Erwachsene nicht gerne von ihnen hören möchten. Gleichzeitig sind sie auch früh mit sexualisierten Inhalten konfrontiert, die sie noch nicht einordnen können: »Die ersten Google-Treffer, wenn es um Körperteile, aber auch Fragen zum Thema Sexualität geht, sind meist Jugendzeitschriften (BRAVO, Men's Health usw.), unseriöse Gesundheitsportale, Ratgeberportale und Onlineforen, die Onlineenzyklopädie Wikipedia, Social-Media-Plattformen«.[4]

Das kann also dazu führen, dass dein Kind mit falschen Informationen versorgt wird, da es selbstständig nicht in der Lage ist, zu reflektieren. Und hier ist unsere elterliche Verantwortung gefragt. Wir müssen über das Tabuthema »Porno« mit unseren Kindern sprechen, wenn wir sie sicher in der Mediennutzung begleiten wollen.

Tipp: Regelmäßig Suchverlauf und Cookies löschen[5]

Viele Kinder, die selbst noch kein eigenes Gerät besitzen, nutzen das ihrer Eltern. Da wenige ihren Suchverlauf regelmäßig löschen und sich Cookies merken, was wir den lieben langen Tag im Internet konsumieren, kann es dazu kommen, dass man ungewollt Werbung für Pornoseiten vorgeschlagen bekommt – oder zufällig den Tab mit dem Porno öffnet, den sich Mama letztens angesehen hat. Es ist also sinnvoll, den Verlauf und die Cookies immer wieder zu löschen, »privatsphärefreundliche» Suchmaschinen zu verwenden und das Thema »pornografische Inhalte« früh anzusprechen.

Immer wieder höre ich von Kindern, dass sie Pornos als eine Art Mutprobe angeschaut haben. Andere erzählen davon, dass sie einen Porno gesehen haben, weil ihnen langweilig war. Manche Kinder suchen gezielt nach Informationen zum Thema »Sexualität« – und stoßen dann auf explizite pornografische Darstellung. Auf welche Weise auch immer das geschieht – Fakt ist: Kinder sind im Internet unterwegs und dass wir sie als Eltern davor bewahren können, mit pornografischen Inhalten in Kontakt zu kommen, ist ein Irrglaube.

Natürlich kannst du Apps kindersicher machen oder Internetseiten sperren, wenn du sie für nicht geeignet hältst. Das ist sinnvoll, um das Risiko, dass dein Kind auf solche Inhalte stößt, zu minimieren. Du kannst deinem Kind auch gar nicht erst erlauben, überhaupt ein Smartphone zu besitzen. Aber selbst dann: In unserer Medienwelt wird dein Kind früher oder später mit pornografischen Inhalten in Kontakt kommen. Du kannst es also niemals vollkommen davor bewahren, aber du kannst dein Kind sicher begleiten.

Und hier kommt die Sexualpädagogik ins Spiel. Gibst du deinem Kind die Antworten, die es sucht, verringerst du sein Interesse, sich diese im Internet zu suchen. Du erweiterst damit nicht nur seine Medienkompetenzen, sondern auch seine sexuelle Kompetenz, also die Grundlage, »die es Menschen ermöglicht, sich sexuell selbstkompetent und eigenverantwortlich zu gestalten.«[6]

Wenn dein Kind mit pornografischen Inhalten in Berührung kommt und das Gespräch mit dir sucht, ist der erste Schritt getan. Nun geht es darum, angemessen zu reagieren. Aber wie?

Worst-Case-Reaktionen

»Warum schaust du dir so was an?«

»Ich hab dir doch gesagt, dass du nur Blödsinn machst am Handy.«

»Wenn du etwas so Schlimmes schaust, dann bist du wohl nicht bereit für ein Handy.«

Hilfreichere Ideen

»Tut mir leid, dass du dir so was Ekeliges/Komisches ansehen musstest. Wollen wir darüber sprechen?«

»So etwas kann leider schneller passieren, als einem lieb ist. Was brauchst du, damit es dir wieder besser geht?«

»Keine Sorge. Ich habe nicht vor, dir dein Handy wegzunehmen. Ich bin froh, dass du mit solchen Fragen zu mir kommst. Dann können wir darüber sprechen.«

Nur durch Gespräche hast du die Chance, darauf hinzuweisen, dass Pornofilme nichts anderes als fiktive Filme sind, in denen Handlungen maßlos übertrieben und verfälscht werden – genauso wie in Horrorfilmen, in denen mit Kunstblut, Photoshop und Maskenbildner*innen gearbeitet wird. Du kannst deinem Kind erklären, dass Pornos nicht die reale Sexualität darstellen, Lust nicht »auf Abruf, unter fünf Stellungswechsel […], je lauter desto besser […], Sex immer unbeschwert, aufregend und schön […]«[7] ist. Und dass in der Realität die Menschen anders aussehen, sich anders bewegen und auch anders klingen können. Denn »Medien präsentieren häufig problematische (z.B. klischeehaft, glorifizierend, diskriminierend, gewaltverherrlichend) Sexualitätsdarstellungen«.[8]

Wenn du dein Kind von Beginn an auch auf solche Bilder vorbereitest, indem du offen über Sexualität sprichst, wird es, wenn es einen Porno sieht, vermutlich einerseits schneller zu dir kommen und darüber sprechen – und sich andererseits nicht viel dabei denken, da es schon weiß, dass dies nicht der Realität entspricht. Du kannst, wie wir schon zu Beginn besprochen haben, die Chance ergreifen und über Werte und Haltungen sprechen, die du vertrittst und gerne deinem Kind weitergeben möchtest. Wir sprechen hier von sogenannten Pornokompetenzen.

Pornokompetenzen

Pornokompetenzen sollen Kinder darin bestärken, einen selbstverantwortlichen und sozial verantwortlichen Umgang mit medialen Darstellungen von Sexualität und Pornos zu finden. Dazu gehört das Einbetten solcher Filme in reale Kontexte – also eine Art Realitätscheck – als auch das Sprechen über die Bedingungen, wie Pornos hergestellt werden und welche Rechte hierbei womöglich missachtet werden. In diesem Kontext taucht auch oft der Begriff »Ethical Porn« auf. Damit werden Pornos betitelt, bei denen auf ethische Standards wie »Consent«, faire Bezahlung und Schutz vor sexuell übertragbaren Krankheiten geachtet wird.

Verurteile dein Kind nicht dafür, dass es mit pornografischen Inhalten in Berührung gekommen ist oder sich entsprechende Videos und Internetseiten angeschaut hat, sondern sprich mit ihm darüber. Denn Wissensdurst und Neugierde helfen Kindern dabei, einen verantwortlichen Umgang mit Medien und Sexualität zu finden: »Wer die eigenen sexuellen Bedürfnisse besser kennt und artikulieren kann, wird auch gezielter und bewusster mit sexuell expliziten Medien umgehen können«.[9]

Reflexionsfragen

- Wie geht es dir mit dem Thema »Pornografie«?
- Schaust du selbst Pornos? Bezahlst du dafür?

Sexuelle und sexualisierte Gewalt im Internet

Es ist leider keine Seltenheit, dass Kinder ungewollt sexuelle Fragen über Chats bekommen oder auch Nacktfotos von Erwachsenen erhalten. Denn Social-Media- sowie sämtliche andere (Kinderspiel-)Plattformen werden von Erwachsenen auch gezielt genutzt, um in Kontakt mit Kindern und Jugendlichen zu treten und deren Vertrauen auszunutzen. Im Folgenden möchte ich dir deshalb kurz umreißen, auf welche Gefahren dein Kind im Internet stoßen kann – damit du es dabei unterstützen kannst, sich im Internet sicher zu bewegen.

Cybergrooming

Häufig nähern sich Erwachsene Kindern auf Social-Media-, Online-Gaming-Plattformen oder in Chatrooms an, indem sie sich als Gleichaltrige ausgeben. Meist beginnen die Kontakte harmlos und Kinder werden nach ihren Lieblingsspielen, Hobbys oder Haustieren gefragt. Darauf folgt dann die Bitte, Fotos (leicht bekleidet bis nackt) zu senden. Manche geben sich dabei als Modelagent*innen oder Talentsucher*innen aus und schreiben Komplimente, um das Vertrauen des Kindes zu bekommen. Oftmals wird dem Kind auch eine Belohnung versprochen in Form von Gutscheinen oder Geld – oder es wird damit gelockt, dass es Zugang zu weiteren Online-Games erhält. In einigen Fällen wird auch ein Treffen vereinbart, bei dem klar das Ziel, sexuelle oder sexualisierte Gewalt auszuüben, verfolgt wird.[10]

Sextortion

Hierbei findet kein realer Kontakt statt. Kinder werden – wie beim Cybergrooming – angeschrieben. Es werden Komplimente gemacht, es wird mit ihnen geflirtet und schließlich um Fotos oder Videos gebeten. Tun Kinder das unbedacht, weil sie die Folgen nicht abschätzen können, beginnt die Erpressung. Es wird angedroht, die Bilder online zu verbreiten und damit öffentlich zugänglich zu machen, wenn nicht mit Geld bezahlt wird. Mittlerweile ist das zu einer echten Geldmaschinerie geworden und ganze Firmen stecken hinter diesen kriminellen Machenschaften.[11]

Wie kannst du nun dein Kind vor Cybergrooming und Sextortion schützen? Hier ein paar Tipps:[12]

1. Verbreite keine Angst.
Kinder spüren sofort, wenn ihre Eltern panisch werden, und wollen dann ihre Bezugspersonen schützen. Die Folge kann sein, dass dein Kind dann nicht zu dir kommt, sollte es im Internet angeschrieben werden. Darum bleib möglichst ruhig und sachlich, wenn du über Cybergrooming sprichst.

2. Sprich über mögliche Gefahren des Internets.
Je früher du beginnst, deinem Kind neben all den tollen Möglichkeiten, die uns das Internet schenkt, auch über die Schattenseiten zu sprechen, desto differenzierter wird es mit Onlinesituationen umgehen. Erkläre z. B.: »Nicht alle Menschen meinen es gut mit Kindern. Auch im Internet gibt es immer wieder Erwachsene, die sich als Kinder ausgeben, um mit Kindern zu chatten und sie dann zu Sachen zu zwingen, die sie eigentlich gar nicht wollen. Wenn du mal ein komisches Gefühl hast, dann komm gerne zu mir und wir schauen gemeinsam nach einer Lösung.«

3. Vermeide Verbote.
Erinnere dich an deine eigene Kindheit: Je verbotener Sachen waren, desto größer wurde in dir der Wunsch, die Sache zu tun. Mit Verboten förderst du also nur eines: dass dein Kind heimlich Dinge tut, die Gefahren bergen – und sich dann aufgrund des Regelbruchs nicht traut, Hilfe zu holen.

4. Besprich mögliche Strategien.
Sag deinem Kind, dass es in Ordnung ist, zu lügen, wenn es sich online mit einer Person nicht wohlfühlt. Es kann dann jederzeit zu dir kommen oder/und schreiben, dass es zu Hause ist und die Eltern auch da sind und mitlesen.

5. Sprich über Datenschutz im Internet.
Wenn du bereits von Anfang an sensibel mit den Fotos deines Kindes umgehst, bist du ein gutes Vorbild. Dennoch sollte mit Kindern auch darüber gesprochen werden, dass sie im Internet Daten wie Name, Wohnort, Handynummer nicht an Personen, die sie nur online kennen, weitergeben. Genauso verhält es sich

auch mit Fotos: Bevor dein Kind ein Foto postet oder verschickt, sollte es sich die Frage stellen, ob es das Foto auch Hunderte Male ausgedruckt überall in seinem Wohnort sehen möchte.

6. Erlaube Treffen nur an öffentlichen Plätzen.
Wenn dein Kind sich mit einer Internetbekanntschaft treffen möchte, dann sage ihm, dass es das nur an öffentlichen Plätzen wie in einem Café tun sollte. Am besten, du begleitest dein Kind dabei und bleibst immer in Sichtkontakt. Zu einem grundsätzlichen Verbot solcher Treffen rate ich nicht, denn es können auch wunderbare Freundschaften über das Internet entstehen.

Grundlage für all diese Schritte ist und bleibt das Vertrauen, das dein Kind dir gegenüber haben muss. Die Sicherheit, dass es wirklich mit allen Fragen, Sorgen und Ängsten zu dir kommen kann – ohne dass du schockiert, wütend oder enttäuscht bist.

Sexting

Beim Sexting – eine Mischung aus »Sex« und »Texting« – werden Textnachrichten, Fotos, Videos oder Sprachnachrichten mit erotischen Inhalten verschickt. Kläre dein Kind frühzeitig darüber auf, dass solche freiwillig angefertigten Selfies auch in die falschen Hände geraten können – und dann nicht mehr rückgängig gemacht werden können. Denke daran: Einmal im Internet, immer im Internet. Erkläre das deinem Kind und weise es gegebenenfalls auf die geltenden rechtlichen Rahmenbedingungen hin.

Exkurs: Kinderpornografie

Unter kinderpornografischem Material werden geschlechtliche Handlungen an Minderjährigen oder Aufnahmen und Abbildungen von Handlungen, die Minderjährige an sich selbst durchführen, Aufnahmen und Abbildungen, die diesen Eindruck vermitteln (ohne dass tatsächlich eine Handlung stattfindet oder stattgefunden hat), Abbildungen der Genitalien bzw. des Intimbereichs (dazu zählt u.a. auch der Anus) und Bilder, die so verändert werden oder auch ohne verändernde Maßnahmen derart gestaltet sind, dass die*der Betrachter*in den Eindruck vermittelt bekommt, es handelt sich um eine der oben genannten Abbildungen. Viele lehnen den Begriff »Kinderpornografie« ab, da es die sexuelle und sexualisierte Gewalt an Kindern verharmlost. In juristischen Fragestellungen ist er aber nach wie vor üblich. Kinderpornografie ist nicht nur im Darknet zu finden. Täter*innen vernetzen sich über Social-Media-Plattformen, um sich Material zu beschaffen. Um Zugang zu solchen Netzwerken zu erhalten, sind oftmals sogenannte Keuschheitsprüfungen zu bestehen, die beweisen, dass man schon Material besitzt und tatsächlich pädophil ist. Auch Frauen produzieren und verbreiten kinderpornografisches Material. Oft stehen sie in einer Beziehung zum Haupttäter, der in überwiegenden Fällen aus dem näheren Umfeld des betroffenen Kindes stammt.[13]

Es ist verständlich, dass du im ersten Moment mit der Vielzahl an Möglichkeiten, aber auch an Risiken, die das Internet bietet, überfordert bist. Aber je mehr wir uns informieren, desto besser können wir unsere Kinder dabei begleiten, ihre Medienkompetenzen zu erweitern.[14] Das Schöne ist, dass wir auch hier als Erwachsene weiterlernen dürfen. Dein Kind freut sich bestimmt einmal, wenn es dir als Expert*in etwas erklären darf. So bleibt ihr in Kontakt und dein Kind erzählt dir, was es so am Handy macht. Ehrliches Interesse an der Lebenswelt deines Kindes ist so wichtig. Dann könnt ihr auch gemeinsam die Vorteile der neuen Medien genießen.

Kurz und bündig

- **Die Medienkompetenz von Kindern zu fördern, ist eine wichtige Präventionsmaßnahme, um sie vor Belästigung und sexueller Gewalt im Internet zu schützen.**
- **Je aufgeklärter, je offener und ehrlicher du von Beginn an mit deinem Kind über Sexualität sprichst, desto eher wird dein Kind zu dir kommen, wenn es Bilder und Videos sieht, die es nicht einordnen kann.**
- **Verbote sind kontraproduktiv. Setze auf offene Gespräche mit deinem Kind und kläre es über die Möglichkeiten und Risiken der neuen Medien auf.**
- **Fotos von Kindern sollten mit Bedacht gemacht und auch versendet werden. Überlege dir, wie du in Zukunft die Privatsphäre deines Kindes schützen möchtest.**

7. Kapitel

SEXUELLE UND SEXUALISIERTE GEWALT

Wie wir Prävention im Alltag aktiv leben

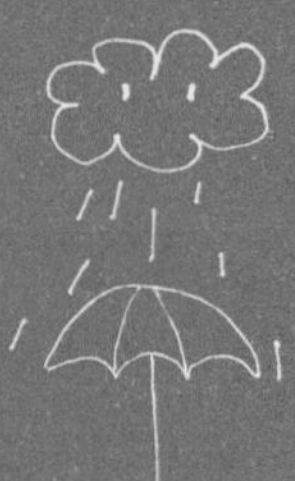

Vieles von dem, was du bis hierher gelesen hast, wird dir hoffentlich nützlich sein und hat dich vielleicht über deine eigene Sexualbiografie nachdenken lassen. Wenn ich dir vermitteln konnte, was mir mit diesem Buch am Herzen liegt, hast du nun ein ganz anderes Verständnis davon, was Sexualität mit deinem Kind zu tun hat. Du wirst verstanden haben, dass dein Kind ein sexuelles Wesen ist und es schon immer war. Du wirst nicht mehr schockiert sein, wenn dein Kind sich an seinen Genitalien berührt und das genießt. Du wirst überblicken können, was zu seiner natürlichen sexuellen Entwicklung gehört, und du wirst lustvolle Situationen von übergriffigen unterscheiden können.

Eine Frage, die dich aber sicher noch beschäftigen wird, ist: Was kannst du machen, um dein Kind vor sexueller oder sexualisierter Gewalt zu schützen? Darum geht es in diesem Kapitel. Nimm dir für dieses Thema Zeit. Lies das Kapitel ganz in Ruhe und lege das Buch weg, solltest du mal eine Pause benötigen. Zunächst befassen wir uns mit den verschiedenen Begrifflichkeiten, die gebraucht werden.

Sexueller Missbrauch

Am häufigsten wird von sexuellem Missbrauch gesprochen. Der Begriff »sexueller Missbrauch« wird jedoch vielfach kritisiert, da er nahelegt, dass ein Mensch »gebraucht« werden kann – und damit wird er objektiviert. Insofern wird der Begriff »sexueller Missbrauch« als stigmatisierend bewertet.[15] In der Praxis hat sich dieser Begriff aber aufgrund der strafrechtlichen Terminologie durchgesetzt. Auch ich sehe ihn kritisch, benutze ihn aber, weil es der gebräuchlichste Begriff ist. Denn die meisten Menschen wissen bei »sexuellem Missbrauch«, worum es geht.

Die Begriffe »sexueller Missbrauch« und »schwerer sexueller Missbrauch« sind im österreichischen Strafgesetzbuch unter Paragraf 206 und Paragraf 207 zu finden. Im deutschen Strafgesetzbuch findet man »sexuellen Missbrauch von Kindern« unter Paragraf 176 bei den Straftaten gegen die sexuelle Selbstbestimmung.[16] Das Schweizer Strafgesetzbuch spricht von »sexuellen Handlungen mit Kindern« im Artikel 187.[17]

In Österreich wird alles, was keine Penetration beinhaltet, unter sexuellen Missbrauch gefasst. Sonst handelt es sich um schweren sexuellen Missbrauch. In Deutschland ist sexueller Missbrauch von Kindern als »sexuelle Handlungen«, die an Kindern vorgenommen werden, definiert. Hier wird auch erwähnt, dass es verboten ist, eine dritte Person miteinzubeziehen oder die Kinder anderen Personen »anzubieten«. Zungenküsse werden lediglich in der Schweiz als sexuelle Handlung aufgeführt.

Altersgrenzen

In Deutschland und Österreich hat sich das sogenannte Schutzalter von vierzehn Jahren durchgesetzt, in der Schweiz liegt es bei sechzehn Jahren. Das bedeutet, dass Kinder unter vierzehn bzw. sechzehn Jahren nicht als einwilligungsfähig bezüglich sexueller Handlungen betrachtet werden und insofern sexuelle Handlungen mit ihnen strafrechtlich verfolgt werden. So ist es verboten, mit Kindern unter dem Schutzalter Vaginal-, Anal- oder auch Oralverkehr zu praktizieren. Zudem sind Berührungen an den primären Geschlechtsteilen verboten.

Das Schutzalter kann in Ausnahmefällen – auch nach dem 14. Lebensjahr – angehoben werden. In folgenden Situationen:

- Gegen Entgelt
- Ausnutzen einer Zwangslage
- Ausnutzen mangelnder Reife (psychologisches Gutachten notwendig)

Wenn eine Vierzehnjährige mit einem Vierzigjährigen zusammen sein möchte, könnte man zwar auf Ausnutzung mangelnder Reife plädieren, allerdings nur, wenn ein psychologisches Gutachten dies bestätigt. Ansonsten ist die Beziehung rechtlich gesehen nicht strafbar.

Zusätzlich gibt es in Österreich Ausnahmeregelungen für Personen, die noch nicht vierzehn Jahre alt sind: Sexuelle Kontakte ohne Geschlechtsverkehr sind straffrei, wenn die jüngere Person mindestens zwölf Jahre alt ist und die ältere Person maximal vier Jahre älter ist. Ab dem dreizehnten Lebensjahr ist Geschlechtsverkehr prinzipiell erlaubt, wenn der Altersunterschied der Sexualpartner*innen nicht mehr als drei Jahre beträgt.[18] Auch in Deutschland gibt es ähnliche Regelungen.[19] Generell gilt: Wenn das Ausnutzen mangelnder Reife vorliegt, die Ausnutzung einer Zwangslage oder für die sexuelle Handlung ein Entgelt geleistet wurde, handelt es sich um eine Straftat.

Sowohl in Österreich als auch in Deutschland ist es strafbar, wenn Personen, die in einem Autoritätsverhältnis zu Kindern und Jugendlichen stehen, sexuelle Handlungen mit diesen vollziehen – auch wenn diese »freiwillig« stattfinden. Darunter fallen z. B. folgende Personenkonstellationen: Lehrkraft und Schüler*in, Trainer*in und Sportler*in, Erzieher*in und Kind.

Sexuelle und sexualisierte Gewalt

Die Begriffe »sexuelle und sexualisierte Gewalt« definieren den Tatbestand ganz klar als Gewaltakt. Sexolog*innen unterscheiden dabei die beiden Begriffe.

Es handelt sich um sexuelle Gewalt, wenn die Gewalthandlung einen Sinn im sexuellen System der Gewalt ausübenden Person ergibt. Jeder Mensch entwickelt im Laufe seines Lebens eine eigene Sexualität mit Möglichkeiten, Grenzen und Präferenzen. Wenn die sexuelle Gewalthandlung für das sexuelle System einer Person »gewinnbringend« ist, dann sind klinische Sexolog*innen gefragt, um das System zu erweitern, damit diese Person nicht mehr straffällig wird.

Bei sexualisierter Gewalt geht es nicht um die sexuelle Handlung an sich. Vielmehr geht es der Person, die Gewalt ausübt, darum, sich mächtig zu fühlen. Sexuelle Handlungen sind hier nur Mittel zum Zweck und die Gewalthandlung hat keinen Einfluss auf die sexuelle Erregung dieser Menschen.[20]

Exkurs: Pädophilie

Wir Menschen haben unterschiedliche Anziehungscodes. Das bedeutet, dass wir uns zu unterschiedlichen Situationen, Menschen, Dingen hingezogen fühlen bzw. sexuelle Erregung wahrnehmen. Menschen, die pädophil sind, fühlen sich zu Kindern hingezogen. Das ist ihr Anziehungscode. Die meisten Sexualstraftäter*innen, die Kinder missbrauchen, sind zwar pädosexuell, also vollziehen die Straftat, Kinder sexuell zu missbrauchen, sind aber nicht pädophil, haben also nicht die oben genannte sexuelle Präferenz.

Etwa zwei bis zwanzig Prozent der Menschen, die Kinder sexueller Gewalt aussetzen, sind pädophil. Aber achtzig bis neunzig Prozent der Menschen, die sexualisierte Gewalt an Kindern ausüben, haben diesen Anziehungscode nicht. Sie befriedigen ihre Bedürfnisse nach Macht und Autorität auf Kosten des Kindes.[21] Es ist von zentraler Bedeutung, dies zu unterscheiden, da viele Menschen mit dieser Präferenz therapeutische Unterstützung in Anspruch nehmen, um nicht straffällig zu werden.

Grauzonen

Oftmals wird darüber hinaus zwischen sogenannten engen Definitionen und weiten Definitionen unterschieden: Enge Definitionen werden auf körperliche Handlungen (anal, oral oder genital) zwischen Opfer und Täter*in reduziert. Wir haben uns schon damit befasst, dass es ganz wichtig ist, Kindern zu kommunizieren, dass sexuelle und sexualisierte Gewalt schon früher beginnt. Deshalb gibt es auch die weiten Definitionen, die Handlungen als Gewalt definieren, die noch nicht in den strafrechtlichen Bereich fallen.[22]

Der Erziehungswissenschaftler Dirk Bange definiert »sexuellen Missbrauch als jede sexuelle Handlung, die an oder vor einem Kind entweder gegen seinen Willen vorgenommen wird oder der es aufgrund körperlicher, psychischer, kognitiver oder sprachlicher Unterlegenheit nicht wissentlich zustimmen kann. Der Täter nutzt seine Macht- und Autoritätsposition aus, um seine eigenen Bedürfnisse auf Kosten des Kindes zu befriedigen. Alle sexuellen Handlungen eines Erwachsenen mit einem Kind stellen folglich einen sexuellen Missbrauch dar.«[23]

Diese Definition beinhaltet sowohl Hands-off-Handlungen, z. B. ein Kind wird gezwungen, einer erwachsenen Person bei der Selbstbefriedigung zuzusehen, als auch Hands-on-Handlungen, z. B. ein Kind wird an den Genitalien berührt. Die vermeintliche Zustimmung des Kindes »Das wollte ja mitmachen …« oder die Annahme, dass sexuelle oder sexualisierte Gewalt an Kindern »einvernehmlich« stattfinden könnte, ist absolut nicht zulässig und verharmlost die Gewalthandlung und den Machtmissbrauch. Das Kind hat weder das Einschätzungsvermögen noch die Unabhängigkeit, um sich zu widersetzen. Es liegt immer in der Verantwortung der erwachsenen Person.

Es gibt Situationen, die wir nicht anzeigen würden, weil sie noch keine offensichtliche Straftat darstellen. Wir müssen hier dennoch genau hinsehen, um mögliche Folgen abzuwenden. Zwei Beispiele: Stell dir vor, ein Nachbar kommentiert das Aussehen deines Kindes mit folgenden Worten: »Na, jetzt wächst der Busen aber schon ordentlich!« Oder die Schwimmtrainerin deines Kindes geht – ohne anzuklopfen – in die Duschen und Umkleideräume der Kinder. Wie würdest du reagieren?

Diese Handlungen fallen noch nicht deutlich in einen strafrechtlich relevanten Bereich, aber es kann sein, dass du bereits Unwohlsein verspürst, weil du das Verhalten der handelnden Personen als übergriffig empfindest. Genau solche Situationen werden oft der »Grauzone« zugeschrieben. Dabei kommt es nicht darauf an, ob die erwachsene Person das »mit Absicht« gemacht hat oder vielleicht nur »gut gemeint« hat. Es kommt darauf an, ob die betroffene Person das Verhalten als übergriffig und unangebracht einstuft.

Sexuelle und sexualisierte Gewalt – kein Randthema

Bei sexuellem Missbrauch kommt es nur in wenigen Fällen tatsächlich zu einer Anzeige und daher ist das Dunkelfeld entsprechend groß.[24] Bei einem Vergleich von Studien aus zwanzig verschiedenen Ländern kamen Forschende zu dem Schluss, dass 7 bis 36 Prozent der Mädchen und 3 bis 29 Prozent der Jungen sexuellen Missbrauch in der Kindheit erlebt haben. Ein weiteres Forschungsteam knüpfte 2009 an diese Studie an und kam auf ähnliche Ergebnisse. Laut einer anderen Studie ist europaweit etwa jedes vierte bis fünfte Mädchen und jeder neunte bis zwölfte Junge von sexueller Gewalt betroffen.[25] In jeder Schulklasse sitzt also mindestens ein betroffenes Kind. Die großen Schwankungen hinsichtlich der Zahl der betroffenen Kinder ergibt sich aufgrund unterschiedlicher Definitionen von sexueller und sexualisierter Gewalt sowie aufgrund verschiedener Erhebungsinstrumente.

Sofern die Befragten nur einmalig befragt wurden, ist die Wahrscheinlichkeit, dass die erhobenen Zahlen eher eine Unterschätzung der tatsächlich vorkommenden sexuellen und sexualisierten Gewalt an Kindern darstellen, insofern hoch, da bei einmaligen Befragungen selten alle Gewalterfahrungen erinnert und noch seltener auch preisgegeben werden.[26] Eine retrospektive Befragung kann ebenso Schwierigkeiten mit sich bringen, da sie neu aufkommende Gewaltformen (z. B. Cybergrooming) entweder gar nicht oder nur mit mehreren Jahren Verzögerung aufzeigen kann.[27]

Schau hin!

Es handelt sich meist nicht um eine fremde Person, die sich das Kind auf der Straße schnappt und mitnimmt. Davor sind die meisten Kinder gut geschützt. Sie kennen diese Horrorgeschichten. Sie spüren die Angst der Eltern vor solchen Geschehnissen und lernen Strategien und Verhaltensregeln. Es ist in den meisten Fällen eine Person aus dem nächsten Umfeld, eine vertraute Person, die das Kind mag, die übergriffig wird.[28]

Eine österreichische Studie aus dem Jahr 2009 besagt, dass ein Drittel aller erwachsenen Personen, die einen Missbrauchsverdacht im familiären Umfeld hatten, sich zu keiner Reaktion veranlasst fühlten.[29] Diese Zahlen sind erschreckend und zeigen das Problem auf: Oft stehen uns unsere eigenen Ängste, Unsicherheiten, Wissenslücken, aber auch unsere Scham im Weg, um verantwortungsbewusst zu handeln und Kindern zu helfen. Darum schau das nächste Mal nicht weg. Es ist immer besser, noch einmal hinzusehen, einem Kind noch einmal deine Hilfe anzubieten und sicherzugehen, dass du nicht versäumt hast, dich deiner Verantwortung zu stellen.

Sexuelle und sexualisierte Gewalt – kein Zufall

Aus Gesprächen mit Sexualstraftäter*innen konnten Erkenntnisse zum Schutz von Kindern gewonnen werden. Zumeist handelt es sich bei sexueller und sexualisierter Gewalt um eine geplante Wiederholungstat, die sich in verschiedenen Etappen vollzieht. Im Folgenden beschäftigen wir uns daher mit der Frage: Wie gehen Täter*innen vor und was können wir daraus für die Präventionsarbeit ableiten?[30]

Auslöser

Studien besagen, dass etwa ein Drittel der Täter*innen selbst missbraucht wurde. Es kann auch sein, dass sie als Kinder keine guten Beziehungen führen durften oder immer wieder verlassen wurden – oder auf andere Weise Gewalt erfahren haben. Es kann viele verschiedene Auslöser geben, aber keiner davon rechtfertigt sexuelle oder sexualisierte Gewalt an Kindern.

Idee

»Ich könnte, wenn sich mir eine Gelegenheit bietet, ein Kind missbrauchen.« Zu diesem Eingeständnis gelangen Täter*innen in den meisten Fällen bereits lange vor der eigentlichen Tat. Sie handeln in der Regel also nicht spontan, sondern es handelt sich um eine im Voraus geplante Tat.

Planung

Viele Täter*innen suchen sich einen Job, eine ehrenamtliche Tätigkeit oder eine andere Gelegenheit, um unkompliziert mit Kindern in Kontakt treten zu können und nicht aufzufallen. Denn selbst keine Kinder zu haben, aber am Kinderspielplatz herumzustehen und zuzuschauen, ist wenig unauffällig. Aus Studien weiß man, dass durchaus mit Bedacht pädagogische Jobs ausgesucht werden. Was selbstverständlich nicht bedeutet, dass alle Menschen, die mit Kindern und Jugendlichen arbeiten oder ein Ehrenamt innehaben, potenzielle Sexualstraftäter*innen sind.

Auswahl

Täter*innen beobachten nach der Planung, welche Kinder in welcher Weise auf bestimmte Situationen reagieren, und sie suchen daraufhin ein Kind aus.

Vertrauen aufbauen

Dann versucht der*die Täter*in, Vertrauen und eine gute Beziehung zum Kind aufzubauen. Meist sind die Täter*innen Idole des Kindes, Vertrauenspersonen oder Menschen, zu denen die Kinder aufblicken.

Antesten

Der*die Täter*in führt erste Grenzüberschreitungen durch und achtet dabei sowohl auf die Reaktion des Kindes als auch auf die des Umfelds. Das Kind wird z. B. einmal länger umarmt und dabei schaut der*die Täter*in, ob es sich wehrt. Vielleicht fällt ein Satz wie »Hey, ich kauf dir ein Eis, du darfst es aber nicht deiner Mama erzählen!«, um zu testen, ob das Kind das Geheimnis wie gewünscht für sich behält. Oder es wird »zufällig« ein pornografisches Video in der Nähe des Kindes angeschaut, um dessen Reaktion zu prüfen.

Die Manipulation des Umfeldes

Täter*innen sind nicht selten charismatische und engagierte Menschen, die immer wieder gerne ihre Dienste anbieten, das Kind irgendwohin fahren, sich erkundigen, ob es ihm gut geht, oder in Notsituationen einspringen. Diese Menschen finden wir oft so sympathisch, dass wir uns nur schwer vorstellen können, dass sie ein Kind missbrauchen könnten.

Sexuelle oder sexualisierte Gewalthandlung

Wenn all die Schritte bis hierher ohne Widerstände ablaufen, kommt es zur Gewalthandlung.

Redeverbot und Schuldzuweisung

»Du darfst es niemandem erzählen, das ist unser Geheimnis. Wenn du es wem erzählst, dann kommst du in ein Heim, deine Eltern ins Gefängnis …« Mit solchen Sätzen werden Kinder eingeschüchtert. Meist schämen sie sich, da sie nicht mehr rekonstruieren können, wie sie in die Situation hineingeraten sind. Und viele Kinder suchen die Schuld bei sich, was in der Absicht der Täter*innen liegt, und erzählen aus diesem Grund lange niemanden davon.

Entdeckung

Entweder, weil ein Kind sich jemandem anvertraut und die Person reagiert und Unterstützung in die Wege leitet, oder weil jemand den Missbrauch beobachtet, wird die Tat entdeckt.

Begründung

Die Täter*innen haben meist eine Begründung für ihre Tat und versuchen, ihr Verhalten zu bagatellisieren und zu rechtfertigen.

Das beschriebene Vorgehen musst du dir als Kreislauf vorstellen. Täter*innen missbrauchen nicht selten mehrere Kinder parallel. Es sind also kleinere Grenzverletzungen, die zu einer Verschiebung von internen Grenzen führen. Die Grenzen verschieben sich immer weiter, bis es keine mehr gibt. Deshalb ist es so wichtig, so früh wie möglich zu reagieren, wenn uns irgendetwas auffällt.

Wir müssen es Täter*innen so schwer wie nur möglich machen, Handlungen hinterfragen und ihnen damit keine Gelegenheit für einen Übergriff zu geben.[31]

Konkret kann das bedeuten, dass du dir genau ansiehst, bei welchen Betreuungspersonen dein Kind seine Freizeit verbringt. Wie gehen die Betreuungspersonen mit deinem Kind um? Wie erlebst du dein Kind beim Musikschulunterricht, beim Fußballtraining oder in der Krabbelgruppe? Sind Situationen einsichtig und kann jederzeit jemand dazu kommen, vor allem bei Vier-Augen-Settings? Wie erlebst du dein Kind, nachdem es Zeit mit anderen Menschen verbracht hat?

Wenn es um Institutionen, Einrichtungen und Vereine geht, kannst du als Elternteil nachfragen, ob es ein Schutzkonzept und ein sexualpädagogisches Konzept gibt. Als Einrichtung hat man wie in der Privatwirtschaft eine Sorgfaltspflicht. Dennoch drücken sich bisher viele um diese Verantwortung. So ein Schutzkonzept ist viel Arbeit und wird meist über Jahre hinweg in partizipativen Prozessen erarbeitet. Je mehr Eltern und Bezugspersonen nachfragen und diese Strukturen für noch mehr Schutz und Sicherheit einfordern, desto mehr werden Institutionen unter Zugzwang geraten. Im besten Fall haben in fünf Jahren alle Einrichtungen, die mit Menschen arbeiten, solche Schutzkonzepte.

Beispiele

Widmen wir uns nun ein paar Alltagsbeispielen, auf die du dein bisher gewonnenes Wissen anwenden kannst. Lies dir jedes der folgenden Beispiele in Ruhe durch und überlege, zu welcher Einschätzung du kommen würdest. Spüre dazu gerne deinen ersten Impulsen nach, bevor wir uns gemeinsam damit befassen. Worum handelt es sich: sexuelle oder sexualisierte Gewalt, eine Grenzverletzung in der »Grauzone« oder eine ganz natürliche Situation?

- Zwei Kinder (4 und 6) zeigen sich ihre Genitalien.
- Der Onkel hat eine Erektion, während seine Nichte auf seinem Schoß sitzt.
- Der 12-jährige Simon soll sich vor seinem 20-jährigen Fußballtrainer ausziehen, um zu zeigen, ob er schon ein Mann ist.
- Zur Begrüßung küsst der Vater seine 12-jährige Tochter auf den Mund.
- Eine Jungengruppe versucht, sich auf dem Weg aus der Umkleidekabine ständig die Hosen herunterzuziehen.

Bist du zu einer ersten Einschätzung gelangt? Dann analysieren wir jetzt gemeinsam auf Grundlage der bisher erworbenen Kenntnisse die genannten Beispiele.

Zwei Kinder (4 und 6) zeigen sich ihre Genitalien.

Vermutlich weißt du nach den letzten Kapiteln schon viel besser, damit umzugehen. Vielleicht stellst du dir die Frage nach der möglichen Dynamik zwischen den beiden Kindern. Sind diese zwei Jahre Altersunterschied schon zu viel – oder sind sich die beiden Kinder in ihrem Entwicklungsstand ähnlich? Spielen sie nur miteinander oder kannst du ein Machtgefälle erkennen? Kann jedes der beiden Kinder jederzeit Nein sagen und sich dem Spiel entziehen? Genau diese Fragen sind richtig. Zunächst scheint hier nichts Problematisches zu geschehen. Allerdings sollte die Situation gut weiter beobachtet werden.

Der Onkel hat eine Erektion, während seine Nichte auf seinem Schoß sitzt.

Dieses Beispiel überfordert die meisten Erwachsenen, vielleicht hältst auch du kurz die Luft an. Erinnerst du dich noch an den Unterschied zwischen einer Erektion und Erregung? Eine Erektion ist ein körperlicher Reflex. Die Erregung ist die sexuelle Lust darauf. Es kann also sein, dass der Onkel an nichts Sexuelles gedacht hat. Oder er hat an etwas Sexuelles gedacht und in dem Moment setzte sich die Nichte auf seinen Schoß. Oder die bloße Berührung hat den Erektionsreflex ausgelöst.

Das Wichtige an dieser Situation ist, wie der Onkel damit umgeht. Sagt er »Hoppe Reiter spielen mag ich grad nicht, lass uns was anderes spielen« und nimmt die Nichte von seinem Schoß, geht kurz aus dem Raum o.Ä., deutet die Situation nicht auf sexuelle Gewalt hin. Das wäre der Fall, wenn der Onkel seine Nichte in dieser Situation näher an sich drücken würde, um sich daran noch mehr zu erregen.

Der 12-jährige Simon soll sich vor seinem 20-jährigen Fußballtrainer ausziehen, um zu zeigen, ob er schon ein Mann ist.

Das ist eindeutig sexuelle oder sexualisierte Gewalt. Es herrscht ein großer Altersunterschied zwischen den beiden Personen und der Fußballtrainer ist in einer Autoritätsposition, deren Macht er ausnutzt. Das ist ein ausschlaggebendes Merkmal. Auch wenn kein Körperkontakt zwischen den beiden stattfindet, handelt es sich um sexuelle Gewalt. Die Bitte des Trainers hat nichts mit Simons sportlicher Leistung zu tun.

Zur Begrüßung küsst der Vater seine 12-jährige Tochter auf den Mund.

Einige Erwachsene, mit denen ich in meinen Workshops arbeite, sagen, für sie sei das normal. Andere finden, dass Mädchen solch eine Begrüßung im Alter von zwölf Jahren nicht mehr wollen. Wieder andere sind der Ansicht, Kinder und Eltern sollten sich sowieso nicht auf den Mund küssen.

In dieser Situation ist Folgendes wichtig: Es gibt unterschiedliche Familienregeln und Begrüßungsrituale. Ob High Five, Küsschen links und Küsschen rechts oder Kuss auf den Mund – all das ist völlig in Ordnung. Es kann aber sein, dass zu irgendeinem Zeitpunkt ein Familienmitglied dieses Ritual ändern möchte: Das Kind fühlt sich dafür zu alt oder die Eltern finden es unangebracht und fühlen sich damit nicht mehr wohl. Diese Gefühle müssen ernst genommen und kommuniziert werden, z. B.: »Weißt du was, du bist jetzt so groß, lass uns statt dem Bussi auf den

Mund ganz fest knuddeln, wenn wir uns verabschieden …« Je klarer du deinem Kind deine eigenen Grenzen kommunizierst, desto besser lernt es, seine eigenen Grenzen zu spüren und zu definieren. Und dass du diesen Grenzen Respekt entgegenbringst, ist wichtige Präventionsarbeit. Lernt dein Kind, dass du seine Grenzen nicht achtest, wird es sich auch damit schwertun, die Grenzen anderer zu respektieren.

Eine Jungengruppe versucht, sich auf dem Weg aus der Umkleidekabine ständig die Hosen herunterzuziehen.

Es kann sich hierbei um ein Spiel handeln. Die Einschätzung der Situation ist abhängig von der Gruppendynamik. Meist ist es so, dass nicht jedes Kind in gleichem Maße an solch einer Situation beteiligt ist: Es gibt ein paar Kinder, die die Situation initiiert haben und besonders aktiv den anderen die Hosen herunterziehen, ein paar, die mitmachen und lachen, um selbst nicht ausgesucht zu werden, und dann noch ein paar Kinder, denen die Hosen immer wieder heruntergezogen werden und die nicht imstande sind, sich zu wehren. Letzteren geht es nicht gut und hier sollten wir als Erwachsene eingreifen, z.B.: »Hey, das, finde ich, ist kein lustiges Spiel. Ich möchte, dass sich alle wohlfühlen, das hat mit respektvollem Umgang zu tun, und das finde ich nicht respektvoll. Kommt, wir machen etwas anderes!«

Wie du siehst, sind Situationen nicht immer ganz eindeutig, sie erfordern genaues Hinsehen und es gibt Dynamiken, die sich schnell verändern. Vieles hat auch mit unserer eigenen Sexualbiografie zu tun: Wie sind wir aufgewachsen, welche Regeln gab es in unserer Familie? Abgesehen davon bekommen wir manchmal nur eine kurze Sequenz einer Situation mit und müssen dann eine Entscheidung treffen – ohne alle Informationen dafür zu haben. Das stellt uns vor Herausforderungen. Hinzu kommt, dass Menschen ein unterschiedliches Empfinden dafür haben, wann ihre Grenzen verletzt werden. Wichtig ist: Ob es sich um Gewalt handelt oder nicht, entscheidet die Person, die die Grenzverletzung erlitten hat.

Als Eltern und Bezugspersonen kommen wir immer wieder – ob wir wollen oder nicht – in Situationen, in denen wir Grenzen setzen müssen oder auch Grenzen bei Kindern überschreiten. Daher müssen wir unser Verhalten immer wieder reflektieren und mit den Kindern im Gespräch darüber bleiben, was für sie eine Grenzverletzung bedeutet und was nicht.

Reflexionsfragen

- Warst du schon einmal von einer Grenzüberschreitung betroffen? In welcher Situation wurde deine Grenze missachtet?
- Und: In welcher Situation warst du selbst übergriffig?
- Welche Grenzen hast du überschritten?

Verdachtsmoment – Was tun?

Es gibt ein paar »Erste-Hilfe-Maßnahmen«, die dir helfen, wenn es um die Frage geht: Was tun, wenn ich einen Verdacht habe oder sich ein Kind mir anvertraut?

1. Glauben schenken

Wir wissen, dass viele Kinder sich im Fall von sexueller oder sexualisierter Gewalt gar nicht oder erst spät einer Bezugsperson anvertrauen. Das liegt auch daran, dass sie das Gefühl haben, sich kein Gehör verschaffen zu können, oder fürchten, sie würden nicht ernst genommen: »Das war doch sicher nicht so gemeint … Du gehst aber schon wieder zum Sportkurs …, wir bezahlen ja dafür …« Es ist wichtig, dass du anerkennst, was das Kind erzählt – auch wenn du dir nur schwer vorstellen kannst, dass sich eine sexuelle Gewalthandlung zugetragen hat.

2. Ruhig und aufmerksam zuhören

Viele Kinder vertrauen sich lieber anderen Bezugspersonen an, weil sie den Eltern diese Last nicht aufbürden wollen. Sie suchen sich in ihrem Umfeld eine Person, der sie vertrauen und von der sie denken, dass sie die Erzählung aushält. Doch wem auch immer das Kind sich anvertraut: Höre so ruhig und aufmerksam wie möglich zu.

3. Professionell begleiten lassen

Informiere dich, wo das nächste Kinderschutzzentrum ist oder eine andere Kinderberatungsstelle ist. Dort kannst du einen Termin vereinbaren und um professionelle Unterstützung bitten. Kein Mensch und keine Institution kann und soll sexuellen Missbrauch allein tragen.

4. Keine Vorwürfe machen

Vermeide Aussagen wie: »Wieso kommst du denn erst jetzt, wieso hast du denn nicht viel früher was gesagt?« Das Kind wäre auf dich früher zugekommen, wenn es dazu in der Lage gewesen wäre. Oft fehlt die Sprache dafür, Kinder sind verunsichert und haben Angst. Vorwürfe sind also in dieser Situation nicht angebracht.

5. Alle Schritte besprechen

Du kannst z.B. sagen: »Gut, dass du mir das erzählt hast, das war sehr mutig von dir. Ich werde dir jetzt helfen und dafür rufe ich im Kinderschutzzentrum an. Die helfen ganz vielen Kindern, denen so was passiert. Dann gebe ich dir Bescheid, was die gesagt haben.« Es ist wichtig, das Kind über die Schritte, die du einleitest, zu informieren. Das gibt ihm Halt und sorgt für ein Gefühl von Sicherheit.

6. Gesprächsprotokolle und Auffälligkeiten notieren

Es kann hilfreich sein, Gesprächsprotokolle zu führen und Auffälligkeiten unter Angabe des Datums zu notieren. Schriftlich Festgehaltenes kann man nicht mehr vergessen und alles, was verschriftlicht ist, kann man kurz gedanklich ablegen. Auch wenn das Notieren anstrengend sein kann: Es lohnt sich, da es in Verhandlungen als Beweismaterial herangezogen werden kann.

7. Behörden nicht voreilig einschalten, aber Schutz sicherstellen

Ruf nicht sofort bei der Polizei an, um eine Anzeige zu machen. Denn so muss das Kind sofort aussagen und der*die Täter*in wird umgehend kontaktiert. Das ist dann problematisch, wenn die übergriffige Person sich im nahen Familiensystem des Kindes befindet. Der Druck wird weiter erhöht und sollte das Kind nicht gleich aussagen, wird die Anzeige schnell eingestellt werden. Langfristig hilft man dem Kind damit also nicht.

Es ist sinnvoller, sich beim Kinderschutzzentrum zu melden und sich begleiten zu lassen (vgl. Punkt 3). Dort wirst du gut informiert. Und das Kind erhält ebenso Informationen und Unterstützung von geschulten Polizeibeamt*innen, die es entwicklungsgerecht befragen.

8. Immer zum Wohl des Kindes handeln

Diese gut überlegte Prozessbegleitung dient dem Wohl des Kindes. Überlege dir also in Ruhe, welche Schritte du einleitest, um das Kind zu schützen. Sein Wohl sollte stets im Mittelpunkt aller Überlegungen stehen.

Prävention im Alltag

Nachdem wir uns damit beschäftigt haben, was zu tun ist, wenn ein Verdacht vorliegt, geht es nun um die Möglichkeiten der Prävention im Alltag. Denn wenn wir präventiv gegen sexuelle und sexualisierte Gewalt vorgehen, können wir Verdachtsmomente schneller erkennen bzw. dafür sorgen, dass es gar nicht erst zu ihnen kommt.

Prävention hat das Ziel, Kinder frühestmöglich zu stärken und sie so vor Missbrauch zu schützen. Präventionsarbeit ist wichtig, um die Gesellschaft auf dieses noch immer tabuisierte Thema aufmerksam zu machen. Je mehr Menschen dafür sensibilisiert werden, Grenzverletzungen, sexuelle Übergriffe, Missbrauch und jegliche Art von sexueller und sexualisierter Gewalt zu erkennen, desto weniger Chance haben (potenzielle) Täter*innen, zu handeln.

Wenn es um das Vorbeugen von sexueller und sexualisierter Gewalt an Kindern geht, tauchen immer wieder ähnliche »präventive Botschaften« in Leitfäden für Eltern, Bezugspersonen, aber auch Einrichtungen auf. Sie sind nicht grundsätzlich falsch, für deren Umsetzung braucht es aber mehr Initiative vonseiten Erwachsener, als es auf den ersten Blick oft scheint.

»Vertraue deinen Gefühlen« ist eine dieser Botschaften. Tatsächlich gibt es eine große Bandbreite an Gefühlen, die wir Menschen besitzen, und dasselbe Gefühl (z. B. Aufregung) kann sich in unterschiedlichen Situationen ganz unterschiedlich anfühlen. Es ist wichtig, Kindern nicht nur die vermeintlich »guten« Gefühle zuzusprechen. Viel zu häufig werden Wut, Trauer oder Schmerz als etwas Negatives bewertet – »Ein Indianer kennt keinen Schmerz«, »Jetzt führ dich nicht so auf und hör auf zu schreien« oder »Stell dich nicht so an, so schlimm ist das nun auch wieder nicht« sind Beispiele dafür. Über all diese Bemerkungen im Alltag lernen Kinder, welche Emotionen erwünscht sind und welche nicht. Gute Präventionsarbeit hat als Ziel, die Bandbreite an Gefühlen sowie deren Modulationsfähigkeit über den Körper anzuerkennen.

Ein weiterer Satz, der im Kontext von Prävention sexueller und sexualisierter Gewalt immer wieder fällt, lautet: »Es gibt gute Geheimnisse und schlechte Geheimnisse!« Diese Botschaft leitet sich von den Strategien ab, die Täter*innen nachweislich nutzen, um Kindern sexuelle oder sexualisierte Gewalt zuzufügen. Sätze wie »Das ist unser Geheimnis« sind keine Seltenheit, um Kinder zum Schweigen zu bringen. Die Botschaft klingt zunächst plausibel, doch mit ihr wird die Verantwortung dem Kind übertragen: »Wenn sich ein Geheimnis für dich schlecht anfühlt oder schwer, dann erzähle es uns.« Damit liegt die Verantwortung beim Kind, die Botschaft suggeriert, dass es »selbst schuld« ist, wenn es sich niemandem anvertraut. Dieses Gefühl sollte keinesfalls entstehen. Daher ist es sinnvoll, Kindern die Sicherheit zu geben, dass sie mit allem, was sie beschäftigt, zu ihren Bezugspersonen kommen dürfen – auch ohne dafür die Verantwortung tragen zu müssen.

Im Erziehungsalltag passiert es häufiger, dass wir Grenzen überschreiten. Wir berühren die Kinder ungefragt, fordern Bussis ein oder wischen ihnen den Hintern ab oder das Gesicht. Du hast bestimmt auch bemerkt, dass nicht alle Berührungen als angenehm empfunden werden, vielleicht in Form einer lautstarken Rückmeldung von deinem Kind. Also ist die Botschaft »Dein Körper gehört dir« doch naheliegend, oder? Generell ist es sinnvoll, Kindern zu vermitteln, dass ihr Körper etwas Schützenswertes ist (siehe Kap. 2). Doch nicht immer sind Berührungen klar einzuteilen in: unangenehm oder angenehm. Sie sind viel differenzierter. Es kommt auf die Tagesverfassung, die Situation, auf den Ort, die Personen und die Stimmung an. Ein und dieselbe Berührung kann sich am selben Tag von derselben Person vollkommen unterschiedlich anfühlen. Legen wir den Fokus also eher auf diese Tatsache – und helfen Kindern dabei, sich differenzierter wahrzunehmen und diese Wahrnehmungen zu äußern.

»Du darfst Nein sagen« ist eine weitere präventive Botschaft. Für ein Nein aufseiten des Kindes braucht es immer auch ein Gegenüber, das ein Nein akzeptiert. Das kann schon im Alltag schwierig sein, z.B.

- wenn Tante Mitzi ein Bussi für die mitgebrachten Geschenke will.
- wenn ein Erwachsener dich auf den Schoß nehmen möchte.
- wenn die Nachbarin dir die Hand schütteln möchte.
- wenn dich eine erwachsene Person an den Genitalien berührt.

»Du darfst Nein sagen« suggeriert, dass das Kind – wenn es nicht schafft, Nein zu sagen – selbst schuld ist, »Pech gehabt« hat. Denn es wäre seine Aufgabe gewesen, Nein zu sagen. Dabei ist es die Aufgabe der Erwachsenen, auf die Grenzen des Kindes zu achten und nach Konsens zu fragen.

Oftmals wird in unserer Gesellschaft auch das Bild vermittelt, dass Erwachsene nie Fehler machen und dass sie immer besser wissen, was gut für Kinder ist und was nicht. Die Botschaft, dass nicht alles richtig ist, was andere tun, ist ein wichtiger Teil der Präventionsarbeit. Denn auch Menschen, denen wir vertrauen und die wir sehr bewundern, machen Fehler. Es ist eine Chance, wenn Eltern oder Bezugspersonen Fehler machen (und das tun wir alle) und dann die Stärke haben, das vor ihren Kindern zu zeigen.

Häufig müssen sich Kinder, die von sexueller und sexualisierter Gewalt betroffen sind, mehrmals einer erwachsenen Person anvertrauen, bis ihnen geholfen wird. Jedes Mal aufs Neue den Mut aufzubringen und über etwas zu erzählen, was einem Kind Sorge, Angst oder/und Scham bereitet, das kostet Kraft.

Lasst uns also genauer hinhören, wenn Kinder erzählen, und endlich anerkennen, dass sexueller Missbrauch in unserem Umfeld passiert. Wir alle kennen statistisch gesehen betroffene Kinder und auch Täter*innen. Darum ist es sinnvoll, Kindern immer wieder mitzuteilen, dass sie sich Hilfe holen dürfen und mit all ihren Sorgen zu uns kommen dürfen.

Und damit kommen wir zu den Tipps, wie du im Alltag dein Kind in seiner sexuellen Entwicklung fördern kannst und dadurch zur Prävention sexueller und sexualisierter Gewalt beiträgst:

1. Sei ein Vorbild!

Darin, wie du mit deinen Gefühlen umgehst, kannst du ein Vorbild sein. Wie gehst du mit deinen Grenzen und denen der anderen um? Darfst und kannst du Nein sagen, oder schaffst du es auch manchmal nicht zu sagen, was du gerade magst oder eben nicht? Wie gehen andere Menschen damit um, wenn du Nein sagst? Kinder lernen, wenn sie von dir darin bestärkt werden, dass ihr Nein gehört wird und dass ihre Grenzen gewahrt werden. Wenn sie sehen, wie du deine Grenzen, wenn sie überschritten werden, verteidigst. Sie lernen ebenso, wenn du Gefühle zeigst, und zwar nicht nur die »gern gesehenen« wie Freude oder Ausgelassenheit, sondern auch Wut oder Trauer. Gefühle zu zeigen, ist heilsam – für dich und für dein Kind.

Stell dir vor, du sitzt auf der Toilette und möchtest gerne zwei Minuten deine Ruhe haben. Dein Kind rüttelt an der Türklinke, weil es dir eine Zeichnung zeigen will. Nun könntest du einfach öffnen, weil dich das Klinkenziehen nervt, oder dir platzt der Kragen und du schimpfst, dass du nicht einmal deine Ruhe haben kannst. Eine sinnvollere Option wäre, wenn du sagst: »Ich möchte gerade allein sein auf dem Klo. Das ist meine Privatsphäre und ich schaue mir deine Zeichnung gerne an, wenn ich fertig bin.«

Ein anderes Beispiel: Vielleicht hat dein Kind vor dem Sommerurlaub beim Packen bemerkt, dass du etwas gestresst bist. Oftmals suchen Kinder in Stresssituationen noch stärker den Kontakt zu ihren Bezugspersonen. Wenn dein Kind dich fragt, was los ist, dann lüge es nicht an. Sag ihm, dass du schon aufgeregt bist, weil du nichts vergessen möchtest, und hoffst, dass ihr einen schönen Urlaub habt. Frag dein Kind gerne auch, ob es das Gefühl, das du gerade hast, vielleicht auch kennt.

2. Fördere die Selbstwahrnehmung deines Kindes!

Wenn Kinder sich selbst gut spüren, spüren sie auch, wenn ein*e Erwachsene*r etwas Seltsames mit ihnen macht. Über Gefühle sprechen, über den Körper und alle Sinne, ist also sehr bedeutsam. Alles, was wir in den sexuellen Basiskompetenzen und ihrer Weiterentwicklung vermitteln, ist Prävention. Im zweiten Kapitel haben wir dazu bereits Übungen gemacht. Eine meiner Lieblingsübungen möchte ich dir jetzt noch mitgeben. Du kannst sie zusammen mit deinem Kind machen.

Übung: Körper aufwecken

Beginne damit, deine Hände auf den Bauch zu legen. Vielleicht magst du die flache Hand auf deinem Bauch kreisen lassen. Wo ist dein Bauchnabel und wie fühlt es sich an, wenn du deinen Finger dort hinlegst? Versuche nun, ganz tief einzuatmen. Und zwar nicht so, dass du die Schultern hochziehst, sondern dass sich dein Bauch wie ein Luftballon aufbläst. Na, schaffst du das? Wie weit kannst du deinen Bauch herausstrecken, ohne dass du umfällst? Und wie fest kannst du ihn einziehen? Lass deinen Bauch nun locker und trommle mit deinen Fingerspitzen darauf herum. Du kannst auch versuchen, wie es ist, wenn du mit der flachen Hand von oben nach unten streichst.

Nun kannst du weiter gehen zu deinen Hüften. Kannst du sie kreisen, wie beim Hula Hoop? Mach zunächst ganz kleine Kreise und dann ganz große mit deinem Becken. Versuche, das Ganze einmal im Schneckentempo zu machen, und einmal superschnell. Was fühlt sich für dich heute angenehmer an? Wenn du das Becken kreist, dann fühlst du vielleicht auch deine Genitalien. Manchmal ist es ganz kribbelig im Penis und in der Vulva, wenn wir unser Becken kreisen lassen. Stell dir nun vor, dass du dringend auf die Toilette musst. Aber leider ist sie besetzt, darum musst du die Beine zusammenzwicken und deinen Beckenboden anspannen.

Nun kannst du deine Oberschenkel abklopfen und bis nach unten zu deinen Füßen gehen. Mache das so oft, wie es sich für dich gut anfühlt. Wenn du bei deinen Zehenspitzen angekommen bist, lass dich einfach mal hängen, wie ein Weidenbaum. Kommst du bis ganz zu deinen Zehenspitzen hinunter?

Stell dir nun vor, dass deine Wirbelsäule eine Perlenkette ist, und ziehe Kugel für Kugel nach oben. Je langsamer, desto besser.

Jetzt möchte ich hören, wie laut du stampfen kannst. Wie hoch kannst du springen? Und wie schnell kannst du laufen? Jetzt haben wir auch unsere Beine aufgeweckt. Weißt du, welche Körperteile noch fehlen?

Genau, die Arme und die Hände. Beginnen wir zuerst wieder damit, die Arme abzuklopfen – bis nach vorne zu den Fingerspitzen. Nun zeig mir mal, wie weit du die Finger auseinanderspreizen kannst. Wie fest kannst du die Fäuste ballen? Nach der Spannung müssen wir unsere Hände ausschütteln. Du kannst auch die Handgelenke kreisen lassen, zuerst nach links und dann nach rechts. Schüttle nun deine Arme aus und hebe sie über deinen Kopf. Das sieht ganz schön lustig aus, oder?

Unsere Schultern sollten wir auch noch aufwecken. Zieh mal deine Schultern bis zu den Ohrläppchen hoch und dann lass sie nach unten fallen. Nun kreise deine Schultern, ziehe sie nach vorne und zurück. Vielleicht willst du auch den ganzen Arm dazu kreisen und dir ganz viel Raum nehmen?

Auch unser Nacken will sanft aufgeweckt werden. Lass den Kopf hängen und hebe dann langsam den Blick bis zum Himmel hoch. Was kannst du alles sehen? Senke nun den Kopf wieder. Jetzt kannst du deinem Kopf eine Regentropfen-Massage gönnen. Tippe ganz sanft mit deinen Fingerspitzen in deinem Nacken nach oben über deinen Kopf bis zur Stirn. Wenn du magst, kannst du auch deine Haare durchwuscheln, wie beim Haare waschen.

Nun tippe sanft deine Stirn ab, deine Augenlider und dein Kinn. Vielleicht hast du Lust, laut zu gähnen. Achtung: Das kann »ansteckend« sein. Und jetzt möchte ich deine wildeste Grimasse sehen, wie ein Löwe oder ein Monster, das die Zunge herausstreckt. Wenn du magst, kannst du auch ganz laut »Bääääh« sagen. Kannst du auch das Gesicht verziehen? Wie sieht jemand aus, der in eine saure Zitrone beißt?

Na, wie fühlt sich dein Körper nun an? Was hat dir am besten gefallen? Gibt es noch eine Bewegung, die du gerne machen magst? Na dann, nichts wie los!

3. Fördere die Selbstwirksamkeit deines Kindes!

»Wenn du etwas willst, kannst du das schaffen« – das solltest du deinem Kind vermitteln. Erfahrungen der Selbstwirksamkeit stärken dein Kind. Im Alltag lässt sich dieses Prinzip gut anwenden, indem du die Autonomie deines Kindes förderst. Was kann dein

Kind schon allein? Je nach Alter und Entwicklungsstand ist es sinnvoll, dein Kind selbst entscheiden zu lassen, z. B. was es anziehen möchte. Vielleicht kann es sich aber auch schon allein den Po abwischen oder sich allein waschen? Schaffe immer wieder neue Lernerfahrungen, die aufregend sind und dein Kind neugierig machen, nicht nur in Bezug auf den Körper. Vielleicht darf dein Kind heute alleine die Milch einkaufen, während du draußen am Eingang wartest? Vielleicht darf es heute alleine den Pfannkuchenteig anrühren oder noch das Päckchen bei Tante Irma vorbeibringen? Es gibt unendliche Möglichkeiten, die Selbstwirksamkeit deines Kindes zu fördern. Und das ist Präventionsarbeit gegen sexuelle Gewalt. Denn wer sich als selbstwirksam erfährt, spürt seine Grenzen, kann Entscheidungen treffen und Hilfe holen, wenn er*sie diese benötigt.

4. Gib deinem Kind positive Rückmeldung über seine Beziehungskompetenzen!

Erinnere dich an die Verführungskompetenz: »Du fragst so lieb, dass ich dir gerne jetzt ein Eis kaufen würde, aber du bist noch erkältet. Frag mich nächste Woche wieder und du bekommst eines …« So werden Kinder in ihrem Verhalten bestärkt und sie werden es wieder anwenden (da es ja funktioniert hat). So z. B. auch, wenn dein Kind im Haushalt helfen will. Bedanke dich und lasse es beim Wäschesortieren helfen oder beim Tischdecken. Kleineren Kindern kannst du auch eine positive Rückmeldung geben, wenn sie lachen oder auf andere Weise in Interaktion treten. Wenn sie etwa mit apfelmusverschmiertem Gesicht breit grinsen und so das Chaos, das sie gerade verursacht haben, wieder etwas in den Hintergrund rücken lassen. Oder wenn sie Oma eine Zeichnung bringen und sie sich darüber freut. Es gibt viele Möglichkeiten, in denen wir Kindern positives Feedback geben können.

5. Erkenne dein Kind als sexuelles Wesen an!

Das machst du, sonst würdest du dieses Buch nicht lesen. Fördere die sexuellen Basiskompetenzen und biete deinem Kind viele unterschiedliche Möglichkeiten, sich selbst zu spüren und wahrzunehmen und zu erkunden.

6. Kläre dein Kind altersgerecht auf!

Eltern und Bezugspersonen können nicht nicht aufklären. Wird nicht über Sexualität gesprochen, bedeutet das: Darüber wird hier nicht gesprochen. Versuche also, immer Zugänge zu guten Informationen zu ermöglichen (Bücher, Internet etc.). Sei als Gesprächsperson da. Wenn dein Kind weiß, dass es bei diesem Thema zu dir kommen kann, kommt es auch eher, wenn es Hilfe benötigt. Für weitere Ideen, wie man mit Kindern entspannt über Sexualität, Pubertät und Körper sprechen kann, blättere noch einmal ins vierte Kapitel zurück.

7. Zeige echtes Interesse an der Lebenswelt deines Kindes!

Viele Eltern tun sich schwer, die Begeisterung, die ihre Kinder alltäglichen Dingen gegenüber zeigen, nachzuvollziehen. Dein Kind steht vielleicht eine Ewigkeit neben einer Katze und ist ganz fasziniert von diesem Tier. Lass dich davon anstecken! Das ist kein Trödeln, sondern Zeit schenken. Lass dich darauf ein. So kannst du teilhaben an der Welt deines Kindes und das wiederum stärkt auf lange Sicht eure Beziehung: »Ich interessiere mich dafür, was dich interessiert und was dich beschäftigt, das möchte ich gerne wissen!« Achte hierbei aber darauf, dass es nicht von einem Wunsch der Kontrolle herrührt. Das spüren Kinder schnell und es wirkt sich kontraproduktiv auf eure Beziehung aus, da dein Kind denkt, dass du ihm nicht vertraust oder ihm nichts zutraust.

8. Zeige Interesse an den Betreuungspersonen deines Kindes!

Sei mal eine Viertelstunde vor Trainingsende da und schau, wie geht der*die Trainer*in mit den Kindern um, wie erlebst du dein Kind dort, ist es angespannt oder erlebst du es wie immer?

Ich selbst habe jahrelang eine Kindergruppe geleitet. Dabei war ich immer wieder darüber erstaunt, wie schnell uns Eltern vertrauen. Einige Eltern haben ihr Kind kein einziges Mal in die Gruppe gebracht oder abgeholt, geschweige denn, mit mir oder meiner Kollegin gesprochen. Generell spricht natürlich nichts dagegen, Menschen zu vertrauen. Doch leider wird es oft genug ausgenutzt und – wie du aus den Täter*innen-Strategien weißt –

gibt es Menschen, die ganz bewusst ehrenamtliche Tätigkeiten annehmen, um leicht mit Kindern in Kontakt treten zu können. Darum empfehle ich allen Eltern, immer wieder die Betreuungspersonen ihrer Kinder zu treffen, etwas früher zu kommen und dort zu beobachten, wie man das eigene Kind in diesem Kontext wahrnimmt. Das kann manchmal »nervig« wirken, ist aber dein Recht als Elternteil und darüber hinaus sinnvolle Präventionsarbeit.

9. Frag nach einem Schutzkonzept!

Erkundige dich bei den Betreuungspersonen deines Kindes, was für ein Schutzkonzept oder sexualpädagogisches Konzept es in der jeweiligen Einrichtung gibt. Du darfst lästig sein und nachfragen. Fragt niemand nach, wird sich in Institutionen nichts verändern. Es muss Präventions- und sexualpädagogische Schutzkonzepte in allen Institutionen, in denen Kinder betreut werden, geben. Das ist im Sinne der Sorgfaltspflicht sogar rechtlich einforderbar und in Zukunft werden sich Institutionen nicht mehr so leicht aus der Verantwortung stehlen können.

Einige dieser neun genannten Ideen, um Prävention im Alltag zu leben, erfordern Mut und Zivilcourage, aber mit dem Gedanken, Kinder zu schützen, fällt es dir hoffentlich leichter.

Kurz und bündig

- **Sexuelle und sexualisierte Gewalt an Kindern ist trauriger Alltag und kommt häufiger vor, als wir denken.**

- **Es gibt klare gesetzliche Rahmenbedingungen, die je nach Land variieren.**

- **Indem wir Kinder in ihrer sexuellen Entwicklung fördern, fördern wir auch die Prävention gegen sexuelle und sexualisierte Gewalt.**

- **Prävention findet im Alltag statt, indem wir über Gefühle und Bedürfnisse sprechen, Körperwahrnehmung und Selbstwirksamkeit fördern und unseren Kindern positive Rückmeldungen geben.**

- **Jede Einrichtung, die mit Kindern und Jugendlichen arbeitet, sollte ein Schutzkonzept und ein sexualpädagogisches Konzept besitzen und danach arbeiten.**

Wie geht es weiter?

Wenn ich in die Zukunft blicke, wünsche ich mir, dass alle Menschen mit diesem Wissen, welches du nun hast, aufwachsen dürfen. Es würde uns allen nicht nur guttun, sondern vermutlich so manche Konflikte aus der Welt schaffen. Du als Elternteil oder Bezugsperson kannst deinem Kind Erfahrungsräume schaffen.

Aber Sexuelle Bildung ist nicht nur privat. Sie ist auch politisch. Sie wirkt auf unsere Gesellschaft. Hier wünsche ich mir, dass Bildungsinstitutionen mit externen Fachpersonen, Eltern und Bezugspersonen zusammenarbeiten. Hand in Hand. Um für die Kinder, die wir begleiten, das Beste rauszuholen. Damit kein Kind, das zum ersten Mal die Regelblutung bekommt, Angst hat, dass es an einer tödlichen Krankheit sterben wird, weil niemand in seinem Umfeld ein Wort über die Periode verloren hat.

Ich wünsche mir, dass sexuelle Orientierung und geschlechtliche Vielfalt keine »Sonderthemen« mehr sind, sondern es vollkommen klar ist, dass diese Lebensrealitäten genauso gezeigt und mitgedacht werden wie unsere heterodominante, binäre Welt.

Ich wünsche mir, dass sich Institutionen nicht aus ihrer Verantwortung stehlen, sondern flächendeckende Schutzkonzepte installieren, die dafür sorgen, langfristig sichere Orte zu schaffen – für Kinder und Jugendliche und für alle Menschen, die dort arbeiten.

Ich wünsche mir, dass jeder Mensch Verantwortung übernimmt. Für ein achtsames und wohlwollendes Miteinander. Und ich bin der festen Überzeugung, das Sexuelle Bildung von Anfang an einen entscheidenden Beitrag dazu leisten kann.

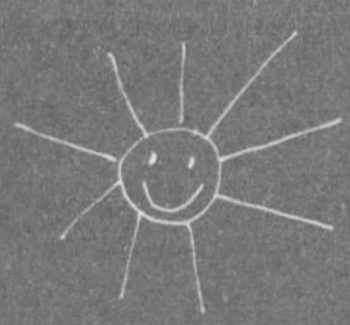

Weiterführende Informationen

Buchempfehlungen zu Sexualität, Körper und Selbstliebe für Kinder und Jugendliche

Von 2–3 Jahren

Rachel Greener & Clare Owen: *Ein Baby! Wie eine Familie entsteht.* München, 2021. *»Ein tolles, diverses Buch über verschiedene Familienkonzepte.«*

Jonty Howley: *Männer weinen*. Berlin, 2020. *»Gegenstück zu toxischer Männlichkeit. Nicht nur für Kinder, denen es vorgelesen wird, eine schöne Erweiterung.«*

Mira Lobe: *Das kleine Ich bin Ich.* Wien, 1972. *»Ein Klassiker, der dazu ermutigt, man selbst zu sein.«*

Jessica Love: *Julian ist eine Meerjungfrau*. Berlin, 2021. *»Ein Buch, das zum Träumen einlädt. Alle Menschen dürfen sich so magisch wie Meerjungfrauen fühlen.«*

Von 4–5 Jahren

Noa Lovis Peifer, Linu Lätitia Blatt & Yayo Kawamura: *Untenrum. Und wie sagst du?*. Weinheim, 2023. *»Ein lustiges, inklusives Buch, das uns einlädt, Sprache zu hinterfragen und eine wertschätzende Sprache für unsere Genitalien zu finden.«*

Carsten Müller, Sarah Siegl & Emily Claire Völker: *Von wegen Bienchen und Blümchen*. München, 2021. *»Ein Kinderbuch, das es schafft, Lustgefühle genauso wie Scham und Verliebtsein zu besprechen. Neben anatomischen Grundlagen gibt es für Erwachsene jeweils ein paar Zeilen zur Begleitung.«*

Katharina Schönborn-Hotter, Lisa Charlotte Sonnberger & Flo Staffelmayr: *Lina, die Entdeckerin.* Wien, 2020. *»Lustige Reime und tolle Bilder. Egal ob Intimhygiene, Periode oder Klitoris – ein Buch, das einlädt, den eigenen Körper zu entdecken.«*

Sabine Ziegelwanger, Flo Staffelmayr & Anna Horak: *Bruno will hoch hinaus.* Wien, 2022. *»Ein amüsantes Buch, das einlädt, den eigenen Penis zu erkunden, und erklärt, warum er manchmal steif wird und weshalb ein Schlag in die Hoden so schmerzhaft ist.«*

Cornelia Lindner & Verena Tschemernjak: *Erbsenklein Melonengroß.* Wien, 2021. *»Hauptfigur Toni ist geschlechtsneutral und fragt Eltern, wie Babys entstehen. Fachrichtig, kindgerecht und mit wundervollen diversen Bildern!«*

Maria Pawlowa: *Wer ist die Schnecke Sam?*. Hollabrunn, 2017. *»Ein schönes Kinderbuch, das geschlechtliche Vielfalt und sexuelle Orientierungen altersgerecht erklärt, auch für Erwachsene geeignet.«*

Ab 6 Jahren

Katharina von der Gathen, Anke Kuhl: *Klär mich auf. 1001 echte Kinderfragen rund um ein aufregendes Thema.* Leipzig, 2018. *»Ein Buch mit Spaßfaktor – aufgebaut wie ein Rätselblock. Auf der Vorderseite die Kinderfrage, auf der Rückseite die Antwort. Da lernen alle was!«*

Katharina von der Gathen, Anke Kuhl: *Klär mich (weiter) auf. Noch mehr echte Kinderfragen.* Leipzig, 2018. *»Zweiter Teil ›Klär mich auf‹ – wer noch mehr Fragen beantwortet haben möchte, findet sie in diesem Band.«*

Katharina von der Gathen, Anke Kuhl: *Anybody. Dick & dünn, Haut & Haar.* Leipzig, 2021. *»Ein Buch, welches die Vielfalt von Körpern feiert und dich mit Vorfreude auf deine Pubertät blicken lässt.*

Lilly Axster, Christine Aebi: *Das machen? Projektwoche Sexualerziehung in der Klasse 4c*. Gumpoldskirchen, 2012. *»Begleite eine vierte Grundschulklasse auf ihrer Projektwoche zum Thema Sexualerziehung. Facettenreich und auf den Punkt gebracht!«*

Jessica Sanders: *Liebe deinen Körper*. Berlin, 2020. *»Ein Buch, das einlädt, den eigenen Körper zu lieben. Wunderschöne Illustrationen inklusive!«*

Jessica Sanders: *Sei ein ganzer Kerl. Anleitung zur Selbstliebe*. Berlin, 2020. *»Jungs können stark und wild sein, aber sie können auch sanft und verträumt sein. Dieses Buch lädt dich ein, alle Facetten des Mannseins zu leben.«*

Arabelle Sicardi & Sarah Tanat-Jones: *Queerheroes. 53 LGBTQ HeldInnen*. München, 2020. *»Aufregende Geschichten von echten, queeren Menschen.«*

Von 10–14 Jahren

Myriam Daguzan Bernier & Cécile Gariépy: *Unverblümt. Klare Fakten zu Sex und Aufklärung*. Frankfurt am Main, 2020. *»Sexualität – so einfach wie das ABC. Sortiert nach dem Alphabet findest du darin Begriffe von A wie Asexualität bis Z wie Zervixschleim.«*

Sina Oberle: *Mädchensache. Alles über deinen Zyklus, deine Periode und deine Sexualität*. Grünwald bei München, 2021. *»Ein Buch, das auf dem Weg in die Pubertät und durch den Zyklus begleitet. Denn Letzteres ist keine nervige Nebensache, sondern etwas, worüber sich Heranwachsende freuen können.«*

Lydia Meyer: *Sex und so. Ein Aufklärungsbuch*. Berlin, 2020. *»Sehr diverses Aufklärungsbuch für alle.«*

Ann-Marlene Henning: *Sex verändert alles*. Hamburg, 2019. *»Viel Text, aber auch viel Faktenwissen über Sexualität, das du in keinem anderen Buch findest. Auch für Erwachsene ein Muss!«*

Ann-Marlene Henning & Tina Bremer-Olszewski: *Make Love. Ein Aufklärungsbuch*. München, 2017. *»Tolles Standardwerk, das sich in jedem Haushalt und jeder Bibliothek befinden sollte. Beeindruckt durch die echten, ästhetischen Fotos!«*

Empfehlungen für Erwachsene

Bücher

Gianna Baccio: *Love your Sex. Für ein entspanntes Liebesleben*. Hamburg, 2022. *»Sexualität entwickelt sich ein Leben lang. Heute kannst du damit starten und Gianna zeigt dir, was du alles machen kannst, um deine Sexualität und deinen Körper ganz neu zu entdecken.«*

Melanie Büttner, Sven Stockrahm, Alina Schadwinkel: *Ist das normal? Sprechen wir über Sex, wie du ihn willst*. Weinheim 2021. *»Eine spannende Sammlung, fachlich fundiert und nahe an den Menschen. Genauso wie der Podcast.«*

Julia Henchen: *Lustfaktor. Wie du Solosex so richtig genießen kannst*. München, 2022. *»Meine Kollegin Julia beleuchtet die Geschichte und zeigt viele Wege auf, sich mit eigenen Glaubenssätzen rund ums Thema Sexualität zu beschäftigen und einen lustvollen Weg in die Masturbation zu finden.«*

Ann-Marlene Henning: *Make More Love. Ein Aufklärungsbuch für Erwachsene*. München, 2018. *»Das Aufklärungsbuch für Erwachsene. Mit wundervollen Bildern und ganz viel Wissen rund um Sexualität bis zum Tod.«*

Louisa Lorenz: CLIT: *Die aufregende Geschichte der Klitoris.* München, 2022. *»Geschichtlich und faktenbasiert. Eine großartige Wissenssammlung rund um ein Organ, das viel zu lange nicht beachtet wurde.«*

Anuschka Rees (2019): *Beyond Beautiful. Wie wir trotz Schönheitswahn zufrieden und selbstbewusst leben können.* Köln, 2019. *»Eine Anleitung zur Selbstannahme. Mit praktischen Übungen, Erfahrungsberichten und viel Hintergrundwissen.«*

Ravna Marin Siever: *Was wird es denn? Ein Kind! Wie geschlechtsoffene Erziehung gelingt.* Weinheim, 2022. *»Ravna schafft es, in Alltagssituationen aufzuzeigen, wie wir Geschlechter-Stereotype reproduzieren und was wir im Alltag tun können, um unsere Kinder nicht in vorgefertigte Schubladen zu stecken.«*

Lukas Wagner: *Unsere Kinder in der digitalen Welt. Potenzial statt Panik.* Graz, 2020. *»Für alle, die sich mit digitalen Medien beschäftigen möchten und dazu praktische Tipps für den Erziehungsalltag gerne lesen.«*

Podcasts

Ist das normal? – Zeit Online *»Wissenschaftlich fundiert und mit zwei sehr sympathischen Podcasthosts: Melanie Büttner und Sven Stockrahm.«*

Frag mal Agi *»In diesem Podcast beantwortet Sexualpädagogin Agi Malach von Biko Berlin Fragen von jungen Menschen rund um die Themen Sexualität, Geschlecht und Beziehungen. Für Jugendliche, aber auch für Erwachsene geeignet.«*

Gyncast – Der Tagesspiegel *»Gynäkologin Mandy Mangler spricht mit Anna Kemper über Abtreibung, Brustkrebs und andere spannende*

Themen, die viel zu wenig Beachtung finden.«

Der sexualpädagogisch wertvolle Podcast *»Von und mit Sexualpädagogin Laura. Egal ob Intimhygiene, sexuell übertragbare Infektionen oder Zyklus – Laura lässt kein Thema aus.«*

Kaffee & Konsens – queer, sexualpädagogisch, ehrlich *»Queerfreundlicher, sexualpädagogischer Podcast von Sonja Spang, Paul Ninus Naujoks und Debora Vogt. Am Puls der Zeit und für alle, denen intersektionaler Feminismus wichtig ist.«*

sexOlogisch – Klartext bis zum Höhepunkt Podcast *»Wenn du nicht genug von mir bekommen kannst, dann ist mein Podcast eine gute Idee. Mit spannenden Gäst*innen aus der Fachwelt bleibt kein Tabuthema vor mir sicher. Klartext und trotzdem mit ganz viel Gefühl.«*

Instagram & TikTok

@lustfaktor *»Sexualtherapeutin, Sexualpädagogin und Autorin Julia Henchen klärt seit Jahren auf ihrem Account auf und lässt dabei von Paarthemen über Lust(-losigkeit) bis hin zu Anatomie nichts unberührt.«*

@giannabaccio *»Sexualtherapeutin und TikTok-Legende. In ihren Kurzvideos deckt sie Mythen auf und beantwortet Fragen, die Jung und Alt interessieren.«*

@doktorsex *»Auf TikTok sprechen Gynäkologin Sheila de Liz und Urologe Volker Wittkamp über alle Themen, die ihnen im Praxisalltag begegnen. Humorvoll, nahbar und fachlich korrekt.«*

@hannahmaylou *»Seit Jahren spricht Hannah auf Instagram und TikTok über Selbstliebe, Sexualität und den Mut, man selbst zu sein. Ein Account zum Wohlfühlen.«*

@vielma.art *»Auf Stefanie Grübls Instagram-Account findet man nicht nur grafisch korrekte Darstellungen von Genitalien und inneren Organen, sondern auch in feinster Handarbeit gefertigte, diverse Genitaliennachbildungen sowie sexualpädagogische Materialien.«*

@fragdianne *»Sexualpädagogin Dianne beantwortet in kurzen Videos auf TikTok Fragen von Kindern und Jugendlichen. Inspirierend, falls du selbst nach guten Worten für dein Kind suchst.«*

@aufklo *»Das funk-Format ist auf TikTok und Instagram genauso vielfältig und bunt wie auf dem YouTube-Kanal. Große Herzensempfehlung.«*

@die.mamareike *»Mareike ist Mama von zwei Kindern und Sexualpädagogin. Sie spricht über Doktorspiele, sexuelle Entwicklung und nimmt dich im Mama-Alltag mit.«*

@sexologisch *»Auf meinem Instagram- und meinem TikTok-Account findest du mich beim Beantworten von Community- und Kinderfragen, mit Tipps für dein Sexleben, Bodyneutrality-Content und spannenden Fakten rund ums Thema Sexualität.«*

YouTube

@jungsfragen *»Seit Jahren beantwortet Benjamin Scholz auf YouTube Fragen speziell von und für Jungs. Egal ob Beschneidung, Masturbieren, Penislängen oder Intimrasur – ehrlich und unverblümt.«*

@aufklo *»Divers und queer – so lädt das »Auf Klo«-Team immer wieder Menschen zu ihnen aufs Klo ein, um über Sexualität, Liebe, Verhütung, Gender und Co zu sprechen. Super für junge Menschen, aber auch Erwachsene lernen hier noch eine Menge.«*

@deepunddeutlich *»Deeptalk mit inspirierenden Menschen zu vielen verschiedenen Themen – berührend und mutig.«*

Hilfestellen bei sexueller und sexualisierter Gewalt

Österreich

- Rat auf Draht – Österreichs Notruf für Kinder und Jugendliche
- PIA – Sexuelle Bildung und Prävention, Psychotherapie bei sexualisierter Gewalt
- Fachstelle Selbstbewusst – Sexuelle Bildung & Prävention von sexuellem Missbrauch
- Samara – Verein zur Prävention von (sexualisierter) Gewalt
- Selbstlaut – Fachstelle gegen sexualisierte Gewalt an Kindern und Jugendlichen
- Beratungsstelle für sexuell missbrauchte Mädchen und junge Frauen
- Die Möwe – Kinderschutzzentrum
- Tamar – Beratungsstelle für misshandelte und sexuell missbrauchte Frauen, Mädchen, Kinder

Deutschland

- Hilfe-Portal Sexueller Missbrauch
- Hilfe-Telefon Sexueller Missbrauch
- Hilfe-Telefon berta
- Präventionsinitiative »Trau dich!«
- Kinder- und Jugendtelefon der »Nummer gegen Kummer«

Schweiz

- Castagna – Beratungs- und Informationsstelle
- Opferhilfe Schweiz
- Kinderschutz Schweiz

Anmerkungen

Vorwort

1. Kirby, D.B.; Laris, B.A. & Rolleri, L.A.: Sex and HIV Education Programs. Their Impact on Sexual Behaviors of Young People Throughout the World, in: Journal of Adolescent Health (Issue 40, 2007) Page 206–217; Bundeszentrale für gesundheitliche Aufklärung & Weltgesundheitsorganisation Europa: Standards für die Sexualaufklärung in Europa, Rahmenkonzept für politische Entscheidungsträger, Bildungseinrichtungen, Gesundheitsbehörden, Expertinnen und Experten (2011), URL: https://www.oif.ac.at/fileadmin/user_upload/p_oif/andere_Publikationen/WHO-Standards_DE_Endfassung_11_10_2011pdf.pdf (Stand: 07.08.2022); Saller, H.: Prävention von sexueller Ausbeutung von Kindern. Möglichkeiten und Grenzen, in: Die Frauenministerin des Landes Schleswig-Holstein (Hrsg.): Sexuelle Mißhandlung von Kindern. Dokumentation der Fachtagung (1989), S. 24–31.

»Das ist doch das Allernormalste auf der Welt«

1. Schmidt, Renate-Berenike; Sielert, Uwe & Henningsen, Anja (2017): Gelebte Geschichte der Sexualpädagogik. Weinheim: Beltz; Sielert, Uwe (2013): Sexualkulturbildung als systematische Prävention, in: Schmidt, Renate-Berenike & Sielert, Uwe (Hrsg.): Handbuch Sexualpädagogik und sexuelle Bildung. Weinheim: Beltz.
2. Weller, K. & Bathke, G.W.: Familiäre Herkunftsbedingungen und die sexuelle Entwicklung von Kindern und Jugendlichen – ein empirischer Überblick, in: Zeitschrift für Sexualforschung (Issue 30/04, 2017), S. 309–331.
3. Bundeszentrale für gesundheitliche Aufklärung & Weltgesundheitsorganisation Europa: Standards für die Sexualaufklärung in Europa, Rahmenkonzept für politische Entscheidungsträger, Bildungseinrichtungen, Gesundheitsbehörden, Expertinnen und Experten (2011), URL: https://www.oif.ac.at/fileadmin/user_upload/p_oif/andere_Publikationen/ WHO-Standards_DE_Endfassung_11_10_2011pdf.pdf (Stand: 07.08.2022).

4. Krummwiese, Andreas (2007): Die Bindungstheorie nach John Bowlby und Mary Ainsworth. München: GRIN Verlag.
5. Bach, Kurt (1993): Problemfeld Kindersexualität, in: Bach, Kurt; Stumpe, Harald & Weller, Konrad: Kindheit und Sexualität. Braunschweig: Holtzmeyer.
6. Kutchinsky, B.: Sexueller Mißbrauch von Kindern. Verbreitung, Phänomenologie und Prävention, in: Zeitschrift für Sexualforschung. Volume 4/ Issue 1 (1999), S. 33–44.
7. Saller, H.: Prävention von sexueller Ausbeutung von Kindern – Möglichkeiten und Grenzen, in: Die Frauenministerin des Landes Schleswig-Holstein (Hrsg.): Sexuelle Mißhandlung von Kindern. Dokumentation der Fachtagung (1989), S.24–31.
8. Lohaus, A. & Trautner, H.M. (2016): Präventionsprogramme und ihre Wirksamkeit zur Verhinderung sexuellen Missbrauchs. In: Egle, U. et al. (Hrsg.): Sexueller Missbrauch, Misshandlung, Vernachlässigung. Erkennung, Therapie und Prävention der Folgen früher Stresserfahrungen. Stuttgart: Schattauer.
9. Klinik für Kinder- und Jugendpsychiatrie/ Psychotherapie Universitätsklinikum Ulm: Umgang mit sexueller Gewalt. Eine praktische Orientierungshilfe für pädagogische Fachkräfte in Einrichtungen für Kinder und Jugendliche (2016), URL: https://www.uniklinik-ulm.de/fileadmin/default/Kliniken/Kinder-Jugendpsychiatrie/Dokumente/Sprich_mit_Handlungsempfehlungen.pdf (Stand 06.08.2022).
10. Kirby, D.B.; Laris, B.A. & Rolleri, L.A.: Sex and HIV Education Programs: Their Impact on Sexual Behaviors of Young People Throughout the World, in: Journal of Adolescent Health, Issue 40 (2007), S. 206–217.

»Was hast du da?«

1. Weidinger, Bettina & Kostenwein, Wolfgang: Bekommt man vom Küssen Kinder? Die sexuelle Entwicklung aus kindlicher Sicht, in: Pädiatrie, 22. Jg. (3/2017), S. 4–10, URL: https://www.rosenfluh.ch/paediatrie-2017-03/bekommt-man-vom-kuessen-kinder (Stand 08.08.2022).
2. Österreichisch für Lustpakete; Begriff »Lustpackerl« von Bettina Weidinger und Wolfgang Kostenwein

3. Gehrig, P.: »Das Konzept des Sexocorporel« nach Texten von J.Y. Desjardins und D. Chatton, (Entwurf, März 2006/März 2013), URL: https://www.ziss.ch/site/assets/files/1045/sexocorporel-grundlagen.pdf (Stand: 07.08.2022).
4. Bundeszentrale für gesundheitliche Aufklärung: Die geistige Entwicklung des Kindes (22.05.2021), URL: https://www.kindergesundheit-info.de/themen/entwicklung/entwicklungsschritte/geistige-entwicklung/ (Stand: 07.08.2022).
5. Rossi, Géraldine & Hauser, Debora: Entwicklungspsychologie – Was, wann? (08.09.2015), URL: https://www.zg.ch/behoerden/direktion-fur-bildung-und-kultur/schulinfo/fokus/entwicklungspsychologie-2014-was-wann (Stand: 07.08.2022); Schneider, W. & Lindenberger, U. (2012): Entwicklungspsychologie. Weinheim: Beltz; Schenk-Danzinger, L. (2006): Entwicklungspsychologie. Wien: G&G Verlagsgesellschaft mbH.
6. Weidinger, Bettina & Kostenwein, Wolfgang: Bekommt man vom Küssen Kinder? Die sexuelle Entwicklung aus kindlicher Sicht, in: Pädiatrie, 22. Jg. (3/2017), S. 4–10.
7. Freund, Ulli & Riedel-Breidenstein, Dagmar (2006): Sexuelle Übergriffe unter Kindern. Handbuch zur Prävention und Intervention. Köln: mebes & noack.
8. Gehrig, P.: »Das Konzept des Sexocorporel« nach Texten von J.Y. Desjardins und D. Chatton, (Entwurf, März 2006/März 2013), URL: https://www.ziss.ch/site/assets/files/1045/sexocorporel-grundlagen.pdf (Stand: 07.08.2022).
9. Thörner, Daniela (2021): Mädchen, Junge, Kind. Geschlechtersensible Begleitung und Empowerment von klein auf. Berlin: Familiar Faces.
10. Ekman, Paul (2010): Gefühle lesen. Wie Sie Emotionen erkennen und richtig interpretieren. Heidelberg: Spektrum.
11. Graf, Danielle & Seide, Katja (2016): Das gewünschteste Wunschkind aller Zeiten treibt mich in den Wahnsinn. Der entspannte Weg durch Trotzphasen. Weinheim: Beltz.
12. Gershoff, E.T., & Grogan-Kaylor, A.: Spanking and child outcomes. Old controversies and new meta-analyses, in: Journal of Family Psychology, 30 (4/2016), S. 453–469.

13. McKenna, Kevin: The Brain is the Master Organ in Sexual Function. Central Nervous System Control of Male and Female Sexual Function, in: International Journal of Impotence Research (Bd. 11, Heft 1, 1999), S. 48–55, URL: https://www.scholars.northwestern.edu/en/publications/the-brain-is-the-master-organ-in-sexual-function-central-nervous-; Giuliano, F.A., Rampen, O., Benoit, G. & Jardin, A.: Neural Control of Penile Erection, in: Urology Clinics of North America (Bd. 22, Heft 4, 1995), S. 747–766, URL: https://www.semanticscholar.org/paper/Neural-control-of-penile-erection.-Giuliano-Rampin/e4fe2e90106c52ac0ce2e2db078f3e2be854048a.

»Ist das noch OK?«

1. Arbeitsstab der Unabhängigen Beauftragten für Fragen des sexuellen Kindesmissbrauchs: Sexuelle Übergriffe unter Kindern und Jugendlichen (2022), URL: https://beauftragte-missbrauch.de/themen/definition/sexuelle-uebergriffe-unter-kindern-und-jugendlichen (Stand: 06.08.2022).
2. Freund, Ulli & Riedel-Breidenstein, Dagmar (2006): Sexuelle Übergriffe unter Kindern. Handbuch zur Prävention und Intervention. Köln: mebes & noack.
3. Rothuber, Gabriele: Sexuelle Übergriffe unter Kindern (2017), URL: https://www.gewaltinfo.at/themen/2017_04/sexuelle-uebergriffe-unter-kindern.php (Stand: 08.08.2022).
4. Freund, Ulli & Riedel-Breidenstein, Dagmar (2006): Sexuelle Übergriffe unter Kindern. Handbuch zur Prävention und Intervention. Köln: mebes & noack.
5. Weidinger, Bettina; Kostenwein, Wolfgang & Dörfler, Daniela (2007): Sexualität im Beratungsgespräch mit Jugendlichen. Wien: Springer.
6. Freund, Ulli & Riedel-Breidenstein, Dagmar (2006): Sexuelle Übergriffe unter Kindern. Handbuch zur Prävention und Intervention. Köln: mebes & noack.
7. Abteilung Kinder- und Jugendhilfe, Amt der Oberösterreichischen Landesregierung (Hrsg.): Rahmenkonzept Sexualpädagogik für Einrichtungen der Kinder- und Jugendhilfe in OÖ (Juli 2019), URL: https://www.kinder-jugendhilfe-ooe.at/Mediendateien/dl_fachinfo_rahmenkonzept_sexualpaedagog.pdf (Stand: 08.08.2022).

8. Freund, Ulli & Riedel-Breidenstein, Dagmar (2006): Sexuelle Übergriffe unter Kindern. Handbuch zur Prävention und Intervention. Köln: mebes & noack.
9. Enders, Ursula (2020): Wir können was, was ihr nicht könnt. Köln: mebes & noack.
10. Pennsylvania Coalition Against Rape: Teaching Consent (2022), URL: https://www.safesecurekids.org/teaching-consent (Stand: 30.07.2022); Cassarly, Jennifer: How to talk to your children about sexual consent (03.09.2019), URL: https://theconversation.com/how-to-talk-to-your-children-about-sexual-consent-121607 (Stand: 30.07.2022).
11. Pickert, Nils (2020): Prinzessinnenjungs. Wie wir unsere Söhne aus der Geschlechterfalle befreien. Weinheim: Beltz.

»Was kribbelt da so schön?«

1. Hüther, Gerald (2001): Bedienungsanleitung für ein menschliches Gehirn. Göttingen: Vandenhoeck & Ruprecht.
2. Weiß, Wilma; Kessler, Tanja & Gahleitner, Silke-B. (Hrsg.) (2016): Handbuch Traumapädagogik. Weinheim: Beltz.
3. Berling, Laura Melina: Don't call it Scheide!? (30.12.2017), URL: https://littlefeminist.blog/2017/12/30/dont-call-it-scheide/ (Stand: 08.08.2022).
4. Berlin, Ella: Vulvina. (2012), URL: http://wordpress.ellaberlin.de/ (Stand 07.08.2022).
5. Eine Methode des Österreichischen Instituts für Sexualpädagogik und Sexualtherapien, Wien.

Body Neutrality

1. Vogel, Lauren: Fat shaming is making people sicker and heavier, in: CMAJ Canadian Medical Association Journal, 191(23) (Juni 2019), S. 649.
2. Barnes, Mathew; Abhyankar, Purva; Dimova, Elena & Best, Catherine (2020): Associations between body dissatisfaction and self-reported anxiety and depression in otherwise healthy men. A systematic review and meta-analysis, in: Plos One 15(2), URL: https://doi.org/10.1371/journal.pone.0229268.

3. Berufsverband der Kinder- und Jugendärzte e.V.: Barbie-Puppen können zu Essstörungen führen (03.06.2006), URL: https://www.kinderaerzte-im-netz.de/news-archiv/meldung/article/barbie-puppen-koennen-zu-essstoerungen-fuehren/ (Stand: 08.08.2022)
4. Collins, M. Elizabeth (1991): Body figure perceptions and preferences among preadolescent children, in: International Journal of Eating Disorders Volume 10, Issue 2, S. 199–208.
5. Hüther, Gerald (2001): Bedienungsanleitung für ein menschliches Gehirn. Göttingen: Vandenhoeck & Ruprecht.
6. Eichenberg, Christiane; Flümann, Andrea & Hensges, Kristin: Pro-Ana-Foren im Internet. Befragungsstudie ihrer Nutzerinnen, in: Neue Medien und Psychotherapie (6/2011), S. 1–9; Siepmann, Carla: Anorexie-Gruppen im Internet. Schöne Mädchen essen nicht (20.09.2021), URL: https://taz.de/Anorexie-Gruppen-im-Internet/!5799572/ (Stand: 08.08.2022).
7. American Psychiatric Association (2018): Diagnostisches und statistisches Manual Psychischer Störungen – DSM-5®. Göttingen: Hogrefe.
8. Hoek, Hans W. (2016): Review of the worldwide epidemiology of eating disorders, in: Curr Opin Psychiatry 29(6), S. 336–339.; Campbell, K. & Peebles, R. (2014): Eating disorders in children and adolescents. State of the Art Review, in: Pediatrics 134, S. 582–592.
9. ebd.; Beato-Fernández, L.; Rodríguez-Cano, T; Belmonte-Llario, A. & Martínez-Delgado, C.: Risk factors for eating disorders in adolescent, in: Eur Child Adolesc Psychiatry (13/2014), S. 287–294; Barmer Pressekonferenz. Wenn Schönheitsideale krank machen. Essstörungen in Brandenburg (08.02.2017), URL: https://www.barmer.de/blob/98372/4514fcf452ac8860adcfcbedca5575d1/data/dl-pressemappe-essstoerungen.pdf (Stand: 08.08.2022).
10. Gesundheitswissenschaftliches Institut Nordost (GeWINO) der AOK Nordost: Essstörungen. Regionale Entwicklung im Nordosten (2018), URL: http://www.gewino.de/content/erkenntnisse/20180115-essstoerungen/spotlightessstoerungen_v22.pdf (Stand: 08.08.2022).
11. Bjørklund, Oda; Wichstrøm, Lars.; Llewellyn, Clare H. & Steinsbekk, Silje: Emotional over- and undereating in children. A longitudinal analysis of child and contextual predictors, in: Child Dev. 90 (6/2019), S. 803–818; Topham, Glade L.; Hubbs-Tait, Laura; Rutledge Julie M. et al.: Pa-

renting styles, parental response to child emotion, and family emotional responsiveness are related to child emotional eating, in: Appetite 56 (2/2011), S. 261–264.

12. Bandura, A.: Self-efficacy. Toward a unifying theory of behavioral change, in: Psychol. Rev. (84/1977), S. 191–215; Glynn, S. M. & Ruderman, A. J.: The development and validation of an Eating Self-Efficacy Scale, in: Cognit. Ther. (Res 10/1986), S. 403–420; Kalavana, T.V.; Maes, S. & De Gucht, V.: Interpersonal and self-regulation determinants of healthy and unhealthy eating behavior in adolescent, in: J. Health. Psychol. (15/2010), S. 44–52.
13. Birch, Leann L. & Fisher, Jennifer O. (1998): Development of Eating Behaviors Among Children and Adolescents, in: Pediatrics (1998), S. 539–549.
14. Birch, Leann L. & Fisher, Jennifer O. (1998): *Development of Eating Behaviors Among Children and Adolescent*, in: Pediatrics 101(3), S. 539–549.
15. Wells, Georgia; Horwitz, Jeff & Seetharaman, Deepa: Facebook Knows Instagram Is Toxic for Teen Girls, Company Documents Show (14.09.2021), URL: https://www.wsj.com/articles/facebook-knows-instagram-is-toxic-for-teen-girls-company-documents-show-11631620739 (Stand: 08.08.2022).
16. Clemitshaw, Anne & Donaghue, Ngaire: »I'm totally smart and a feminist… and yet I want to be a wife.« Exploring ambivalence towards the thin ideal within the fat acceptance movement, in: Women's Studies International Forum (35/2012), S. 415–425.
17. A. Afful, Adwoa & Ricciardelli, Rose (2015): Shaping the online fat acceptance movement. Talking about body image and beauty standards, in: Journal of Gender Studies 24 (4), S. 453–472.
18. Zimmermann, Anja (2001): Skandalöse Bilder – Skandalöse Körper. Abject Art vom Surrealismus bis zu den Culture Wars. Berlin: Reimer; Cwynar-Horta, Jessica: The Commodation of the body Positive Movement on Instagram, in: Stream. Culture/Politics/Technology 8 (2/2016), S. 36–56.
19. Frei nach einer Übungsanleitung von Sexologin Julia Englisch.

Medien und Sexualität

1. Nach Katharina Maierl, Erziehungswissenschaftlerin, Sexual- und Medienpädagogin, seit 2016 tätig für die EU-Initiative saferinternet.at
2. Saferinternet.at: Wie lange soll ich mein Kind an Handy, Tablet und Co lassen? (2022), URL: https://www.saferinternet.at/faq/handy-internet/eltern/wie-lange-soll-ich-mein-kind-an-handy-tablet-co-lassen/ (Stand: 09.08.2022).
3. Buchegger, Barbara: Was Eltern bedenken sollten, wenn sie Kinder-Fotos online posten (22.07.2021), URL: https://elternseite.at/de/themen/was-eltern-bedenken-sollten-wenn-kinder-fotos-online-posten (Stand: 08.08.2022).
4. Schemer, Christian: Schlank und krank durch Medienschönheiten? Zur Wirkung attraktiver weiblicher Medienakteure auf das Körperbild von Frauen, in: M&K Medien & Kommunikationswissenschaft, 51 (3–4/2003), S. 523–540.
5. Isabel: Sexologisch-Podcastfolge 79. Kinderpornografie. Im Gespräch mit der Kriminalpolizei (06.04.2022), URL: https://www.sexologisch.com/post/kinderpornografie-im-gespräch-mit-der-kriminalpolizei (Stand: 09.08.2022).
6. Kostenwein, Wolfgang (2017): Generation Porno – Das Drama einer Gesellschaft oder Schlagwort des Generationenkonfliktes? in: Arzt – Sexualität, Macht und Gewalt, S. 79–94.
7. Büttner, Melanie; Schadwinkel, Alina & Stockrahm, Sven (2020): Ist das normal? Sprechen wir über Sex, wie du ihn willst. Weinheim: Beltz.
8. Döring, Nicola: Sexualaufklärung im Internet. Von Dr. Sommer zu Dr. Google, in: Bundesgesundheitsblatt – Gesundheitsforschung – Gesundheitsschutz 60 (9/2017), S. 1016–1026.
9. Döring, Nicola: Pornografie-Kompetenz: Definition und Förderung. In: Zeitschrift für Sexualforschung, 24 (03/2011), S. 228–255.
10. Buchegger, Barbara & Piriwe, Christine: Cybergrooming. Was Eltern dagegen tun können (22.07.2021), URL: https://elternseite.at/de/themen/cybergrooming-was-eltern-dagegen-tun-koennen (Stand: 08.08.2022).
11. Piriwe, Christine: Sextortion. Erpressung online (22.07.2021), URL: https://elternseite.at/de/themen/sextortion-erpressung-online (Stand: 08.08.2022).

12. Saferinternet.at: Wie kann ich mein Kind vor sexueller Belästigung im Internet schützen? URL: https://www.saferinternet.at/faq/problematische-inhalte/eltern/wie-kann-ich-mein-kind-vor-sexueller-belaestigung-im-internet-schuetzen/ (Stand: 08.08.2022).
13. Isabel: Sexologisch Podcastfolge 71 – Kinderpornografie. Im Gespräch mit der Kriminalpolizei* (06.04.2022), URL: https://www.sexologisch.com/post/kinderpornografie-im-gespräch-mit-der-kriminalpolizei (Stand: 08.08.2022).
14. Weitere hilfreiche Informationen findest du unter www.saferinternet.at

Sexuelle und sexualisierte Gewalt

15. Fegert, J.M.; Hoffmann, U.; Spröber, N. & Liebhardt, H.: Sexueller Missbrauch von Kindern und Jugendlichen. Aktuelle (fach-)politische Diskussion und Überblick über Definitionen, Epidemiologie, Diagnostik, Therapie und Prävention, in: Bundesgesundheitsblatt – Gesundheitsforschung – Gesundheitsschutz (2/2013), S. 199–207.
16. Dejure.org: Strafgesetzbuch. Besonderer Teil. §§ 80 – 358. 13. Abschnitt – Straftaten gegen die sexuelle Selbstbestimmung §§ 174 – 184 (01.07.2021), URL: https://dejure.org/gesetze/StGB/176.html (Stand: 09.08.2022).
17. Erdoes, Christoph: Die Sexualdelikte im Schweizerischen Strafgesetzbuch (2022), URL: https://www.castagna-zh.ch/Recht/Sexualdelikte-im-StGB.aspx (Stand: 09.08.2022).
18. Bundesministerium für Justiz: Sexuelle Kontakte zwischen Jugendlichen (04.07.2022), URL: https://www.oesterreich.gv.at/themen/jugendliche/sexuelle_kontakte.html (Stand: 09.08.2022).
19. Jugendamt Stadt Nürnberg: Jugendliche und Sexualität. Verboten oder erlaubt? (2011), URL: https://www.bjr.de/fileadmin/redaktion/allgemein/Praevention/Praetect_Materialien/Materialsammlung/Fachwissen_Schulungen/jugendschutz_sexualitaet.pdf (Stand: 08.08.2022).
20. El-Alaoui, Ismahan: Sexologisch Podcastfolge 79. Sexualtherapie mit Sexualstraftäter*innen (03.08.2022), URL: https://www.sexologisch.com/post/sexualtherapie-bei-sexualstraftaten-folge79 (Stand: 08.08.2022).
21. Fiedler, Peter (2004): Sexuelle Orientierung und sexuelle Abweichung. Weinheim: Beltz; Stangl, Werner: Formen des Missbrauchs von Kindern

und Jugendlichen (2004), URL: http://arbeitsblaetter.stangl-taller.at/MISSBRAUCH/MissbrauchFormen.shtml (Stand: 09.08.2022).
22. Amann, Gabriele & Wipplinger, Rudolf (Hrsg.) (2005): Sexueller Missbrauch. Überblick zu Forschung, Beratung und Therapie. Tübingen: dgvt-Verlag.
23. Bange, Dirk (2011): Eltern von sexuell missbrauchten Kindern. Reaktionen, psychosoziale Folgen und Möglichkeiten der Hilfe. Göttingen: Hogrefe Verlag, S.14.
24. Fegert, J.M.; Spröber, N.; Rassenhofer, M.; Schneider, T. & Seitz, A. (2013): Sexueller Kindesmissbrauch – Zeugnisse, Botschaften, Konsequenzen. Ergebnisse der Begleitforschung für die Anlaufstelle der Unabhängigen Beauftragten der Bundesregierung zur Aufarbeitung des sexuellen Kindesmissbrauchs. Weinheim: Beltz Juventa.
25. Pereda, N., Guilera, G., Forns, M. & Gomez-Benito, J. (2009): The prevalence of child sexual abuse in community and student samples: A meta-analysis. Clinical Psychology Review. Vol. 29. Issue 4. Juni (2009), S. 328–338; Finkelhor, D. (1994): The international epidemiology of child sexual abuse. Child Abuse & Neglect. Vol. 18. no. 5. (1994), S. 409–417.
26. Hardt, J. & Rutter, M. (2004): Validity of Adult Retrospective Reports of Adverse Childhood Experiences: Review of the Evidence. Journal of Child Psychology and Psychiatry. Volume 45, S. 260–273.
27. Kindler, H. (2016): Ethische Fragen in der Forschung mit Kindern und Jugendlichen zu sexueller Gewalt: Ein Überblick. In: Helfferich, C., Kavemann, B. & Kindler, H. (Hrsg.): Forschungsmanual Gewalt. Grundlagen der empirischen Erhebung von Gewalt in Paarbeziehungen und sexualisierter Gewalt. Wiesbaden: Springer VS, S. 69–100.
28. Unabhängiger Beauftragter für Fragen des sexuellen Kindesmissbrauchs: Zahlen und Fakten. Sexuelle Gewalt gegen Kinder und Jugendliche (Mai 2022), URL: https://beauftragte-missbrauch.de/fileadmin/user_upload/Materialien/Publikationen/Zahlen_und_Fakten/Fact_Sheet_Zahlen_und_Fakten_UBSKM-2022-01.pdf (Stand: 09.08.2022).
29. Kapella, O.; Baierl, A.; Rille-Pfeiffer, C.; Geserick, C.; Schmidt, E. & Schröttle, M. (Konsulentin) (2011): Gewalt in der Familie und im nahen sozialen Umfeld. Österreichische Prävalenzstudie zur Gewalt an Frauen und Männer. Wien: ÖIF.

30. Unabhängige Beauftragte für Fragen des sexuellen Kindesmissbrauchs: Zahlen und Fakten. Sexuelle Gewalt gegen Kinder und Jugendliche (Mai 2022), URL: https://beauftragte-missbrauch.de/fileadmin/Content/pdf/Zahlen_und_Fakten/220708_UBSKM_Fact_Sheet_Zahlen_und_Fakten_zu_sexuellem_Kindesmissbrauch_.pdf (Stand: 09.08.2022).
31. Heiliger, Anita: Täterstrategien bei sexuellem Missbrauch und Ansätze der Prävention, in: Beiträge zur feministischen Theorie und Praxis 56/57 (2001), S. 71–82.